Helmut Reichardt

SCHONGYMNASTIK bei Rückenbeschwerden

Das Übungsprogramm zur Selbsthilfe

BLV aktiv + gesund

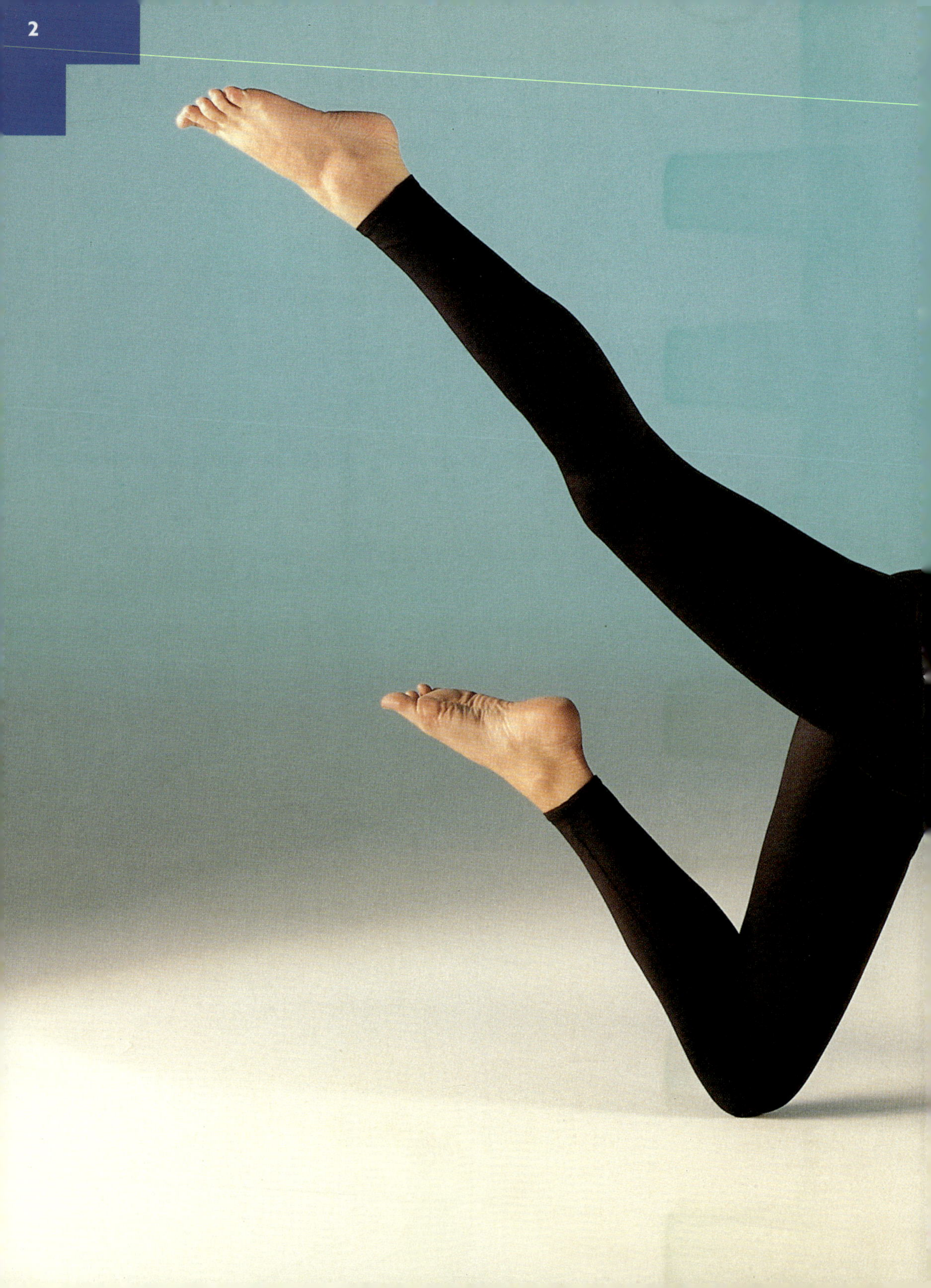

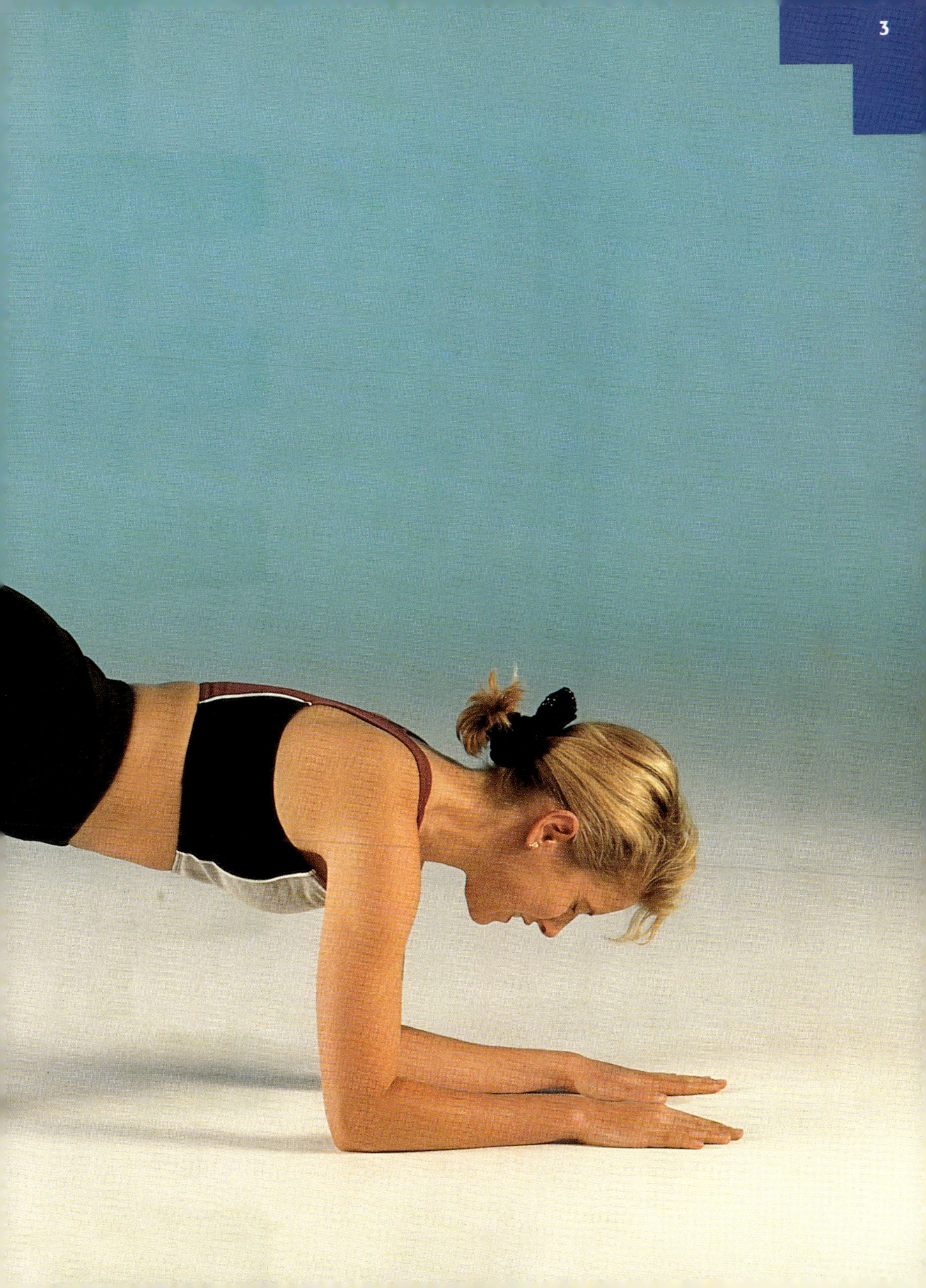

Die Deutsche Bibliothek –
CIP-Einheitsaufnahme

Schongymnastik bei Rückenbeschwerden:
das Übungsprogramm zur Selbsthilfe /
Helmut Reichardt. [Fotos: Ulli Seer]. –
4., völlig neubearb. Aufl., (Neuausg.). –
München ; Wien ; Zürich : BLV, 1996
ISBN 3-405-15053-1
NE: Reichardt, Helmut; Seer Ulli

Demonstration der Übungen
Fiona Bendelack · Michael Mayer

Bildnachweis
Fotos: Ulli Seer · Titelfoto: Ulli Seer
Grafiken (S. 16/17): Barbara von Damnitz
Zeichnungen (S. 76-79): Daniela Farnhammer

Satz & Layout: Atelier Steinbicker, München
Umschlaggestaltung: Atelier Steinbicker
Herstellung: Friedrich Wilhelm Bonhagen

**BLV Verlagsgesellschaft mbH
München Wien Zürich
80797 München**

4., völlig neubearbeitete Auflage
(Neuausgabe)

Lithos: Repro Ludwig, Zell am See
Druck und Bindung: Passavia Passau
Gedruckt auf chlorfrei gebleichtem Papier

Printed in Germany · ISBN 3-405-15053-1

Helmut Reichardt,
geb. 1953 in Augsburg. Nach dem Abitur bis 1977 Studium an der TH Darmstadt (Lehramt am Gymnasium). Nach der Ausbildung zum Krankengymnasten Wiederaufnahme des Studiums an der Universität Tübingen, gleichzeitig Ausbildung zum Sportphysiotherapeuten. 1985 Magisterexamen in den Fächern Sportpädagogik und Sportbiologie. Bis 1989 wissenschaftlicher Mitarbeiter am Institut für Sportwissenschaft der Universität Tübingen. Seit 1981 als physiotherapeutischer Betreuer im Leistungssport tätig (Bundesliga Volleyball, Nationalkader des Deutschen Basketballbundes). Seit 1989 freiberuflicher Fachberater im Sport- und Gesundheitswesen. Selbst aktiver Ausdauersportler.

Inhalt

Vorwort

Helmut Reichardt hat mit seinen Veröffentlichungen zur Schongymnastik im BLV-Verlag die Entwicklung der Bewegungstherapie in den letzten zwei bis drei Jahrzehnten in eine Richtung gelenkt, die unabhängig von Modetrends ausschließlich den Gesundheitsaspekt und das Wohlbefinden des Menschen in den Vordergrund rückt. Schongymnastik ist eine »Soft-Gymnastik«, eine gelungene Synthese der Anwendung funktional-anatomischer und physiologischer Erkenntnisse.
Die in Anlehnung an die Krankengymnastik im vorliegenden Band »Schongymnastik für den Rücken« dargestellten therapeutischen Übungen sprechen in idealer Weise adaptive Prozesse von Stoffwechsel-, Präventions-, Stabilisierungs- und Rehabilitationsvorgängen an und haben somit einen hohen gesundheitlichen Wert. Sie trainieren den Bewegungsapparat im allgemeinen und den Bereich der Wirbelsäule im besonderen in schonender Weise, sie erhalten und verbessern die Beweglichkeit und teilweise die Kraft, sie gleichen Alltagsbeschwerden und muskuläre Dysbalancen (Ungleichheiten) aus und vermeiden ungünstige Belastungen.
Diese Übungen sind zwar kein Ersatz für eine ärztlich verordnete Krankengymnastik, jedoch ein »weicher« Ausgleich gegen die »harten«, »verspannenden« Momente des täglichen Lebens, die oftmals zu Problemen im Rücken oder im Nacken führen. Bestehen jedoch akute oder gar chronische Schmerzen, ist stets der behandelnde Arzt der Ansprechpartner.
Die Übungsangebote sind größtenteils der Bewegungstherapie entlehnt und für den Gymnastikbereich aufbereitet worden. Damit wird die in Helmut Reichardts erstem Band »Schongymnastik« begonnene Methodik fortgesetzt. Einfache, jederzeit nachvollziehbare Übungen, die auch ohne Partnerhilfe durchführbar sind, zielen auf eine Stabilisierung des Stütz- und Bewegungsapparates. Die Wahl der Ausgangs- und Endpositionen berücksichtigt die Gelenk- und Muskelfunktionen; dadurch wird eine dem Bewegungsapparat angepaßte und insbesondere für die Wirbelsäule schonende Beanspruchung erzielt.
Die »Schongymnastik bei Rückenbeschwerden«, von deren Erfolg auch die mittlerweile vierte Auflage zeugt, ist Sportlern aller Disziplinen, Gymnastik- und Sportlehrern, Krankengymnasten und allen Gesundheitsbewußten nachdrücklich zu empfehlen. Zusammen mit der »Schongymnastik« bildet sie den Auftakt der neuen Reihe »BLV aktiv und gesund«, die Möglichkeiten der Prävention und Rehabilitation durch sanfte Gesundheitssportarten in den Vordergrund stellt.

Prof. Dr. h. c. Manfred Grosser
Lehrstuhl für Bewegungs- und Trainingslehre
Technische Universität München

Einführung »Gymnastik und Gesundheit«

In der Diskussion um eine gesundheitsbewußte Lebensführung in unserer technisierten Umwelt nehmen Begriffe wie Bewegung, Sport und aktive Freizeitgestaltung einen zentralen Stellenwert ein. Sie werden seit Jahren als die geeigneten Mittel gesehen, um den auf Grund der heutigen Lebensweise einseitigen und oft auch stark verminderten Beanspruchungen unseres Bewegungsapparates zu begegnen.
Die Initiativen, Gesundheit und Wohlbefinden mit Bewegung und sportlicher Aktivität zu verbinden, halten nicht nur unvermindert an, sie sind in den letzten Jahren noch weiter ausgebaut worden. Im Zuge dieser Entwicklung haben sich neben dem Ausdauertraining auch verschiedene Gymnastikformen etabliert, da der Bewegungsmangel und die einseitigen Alltagsbelastungen immer häufiger in Beziehung mit den Funktionsstörungen des Bewegungsapparates gebracht werden. Hier scheinen vor allem die von der Wirbelsäule ausgehenden Beschwerdebilder im Vordergrund zu stehen.
Da nach Aussage der Krankenversicherer beinahe jeder Zweite unter Rückenschmerzen leidet, wird gerade diesem Problemkreis verstärkte Aufmerksamkeit gewidmet. Die Bereitschaft jedes einzelnen, aktiv für sich etwas zu tun, ist gefragt. Die verschiedenen Vereinigungen und Verbände bieten hierfür zahlreiche Programme an, die bei der Veränderung von Alltagsgewohnheiten helfen sollen. Dazu gehört neben den Empfehlungen für die Arbeit und Freizeit beinahe immer ein Bewegungs- und Gymnastikangebot. Gemeinsam ist diesen Anregungen die eindeutige Ausrichtung auf die Gesundheit und das Wohlbefinden. Dies gilt ebenso für die zahlreichen Buchveröffentlichungen zu diesem Themengebiet. Eine Gymnastik mit Gesundheitsorientierung bleibt somit nicht nur auf das Anwendungsfeld der Krankengymnastik beschränkt. Dabei darf nicht der Eindruck entstehen, daß Gymnastik unter den genannten Vorzeichen einen Ersatz für die Therapie darstellt. Therapeutische Maßnahmen nach ärztlicher Diagnose und Verordnung bleiben nach wie vor die Aufgabe der Bewegungstherapie. Damit ist jedoch nicht ausgeschlossen, daß die verschiedenen Formen aus dem gesamten Gymnastikbereich im Sinne der Prävention und vielfach auch der Rehabilitation eingesetzt und wirksam werden können. Die erfolgreiche Praxis der vergangenen Jahre in den Vereinen, Volkshochschulen und Verbänden sei als Beispiel für die vielfachen Möglichkeiten genannt, den negativen Auswirkungen unserer Bewegungsgewohnheiten aktiv zu begegnen. Gymnastik in einer funktionellen und gesundheitlichen Ausrichtung zu betrachten, ist schon aus früheren Zeiten bekannt. Der Aspekt der Funktionalität tritt bei den neueren Formen jedoch stark in den Vordergrund. Die praktischen Anwendungsformen werden unter immer neuen Namensgebungen, die von Ausgleichs- bis Zweckgymnastik reichen, angeboten. Ein gemeinsames Kennzeichen der Übungsinhalte ist jedoch die Ausrichtung auf die Funktionen des Bewegungsapparates. Wieso dies so bedeutsam ist, soll im folgenden Kapitel dargestellt werden.

Was bedeutet »Funktionelle Gymnastik«?

Wie in der Einführung bereits erläutert wurde, können sich unsere Alltagsgewohnheiten nicht nur negativ auf das Herz-Kreislauf-System, sondern auch auf den Bewegungsapparat auswirken.
Der Begriff »Funktionsstörungen« steht in diesem Zusammenhang für Beschwerdebilder, die ihre Ursache in einer Veränderung der Statik haben.
Will man nun diesen Störungen mit einer geeigneten Gymnastik begegnen, so setzt dies genauere Kenntnisse der Grundfunktionen des Bewegungsapparates voraus.
An dieser Stelle soll nochmals betont werden, daß die im praktischen Teil zu findenden Übungsangebote bei definierten Krankheitsbildern keinen Ersatz für eine Therapie darstellen. Die Übungen selbst sind teilweise aus der Bewegungstherapie übernommen und folgen damit einem Funktionsverständnis, das durch die Anatomie und die Physiologie begründet wird.
Als grundlegende Funktionen des Bewegungsapparates sind zunächst die der Gelenke und der Muskulatur zu nennnen.
In Zusammenhang mit den Gelenkfunktionen ist für die Gymnastik die Frage von Bedeutung, in welchen Körperpositionen die Gelenke einer vermehrten oder möglicherweise nicht ihren Funktionen entsprechenden Belastung ausgesetzt sind.
Die Funktionen der Muskulatur lassen sich sinnvollerweise nochmals in eine mechanische Komponente und eine den Regel- und Steuerungsmechanismen zugeordnete unterteilen:
Die mechanische Wirkung der Muskulatur erklärt sich aus dem Verlauf der jeweiligen Muskelgruppe und der Anzahl der Gelenke, die dabei überspannt werden.
Die Regel- und Steuerungsmechanismen der Muskelspannung werden von der Neuro- und Muskelphysiologie begründet. Insbesondere bei Dehnübungen wird versucht, dieses Wissen in die Praxis zu übertragen.
Ein weiterer Gesichtspunkt ergibt sich durch das auffällige Verhalten einiger Muskelgruppen des Bewegungsapparates. Es können offensichtlich Anteile, die zu einer erhöhten Ruhespannung neigen, von solchen unterschieden werden, die zu einer Spannungsminderung tendieren. Dies kommt einer Trennung in zu mangelnder Dehnfähigkeit und zur Abschwächung neigenden Muskeln gleich (siehe Abb. 11, 12 und 13, 14)[1].
Bei den verschiedenen Übungsangeboten unter funktionell orientierter Zielsetzung wird hierbei stets versucht, die grundlegenden Funktionen des Bewegungsapparates mit einzubeziehen.
Nochmals zusammengefaßt lassen sich nennen:

- die mechanische Funktion der Gelenke
- die mechanische Funktion der Muskulatur
- die Regel- und Steuermechanismen der Muskulatur
- die Systematik der Muskeln mit mangelnder Dehnfähigkeit bzw. verminderter Kraft

[1] Eine Beschreibung von Übungsformen, die sich mit den am häufigsten zur Verkürzung beziehungsweise zur Abschwächung neigenden Muskelgruppen beschäftigt, ist in dem Titel »Schongymnastik« desselben Autors, ebenfalls in der Reihe »BLV aktiv und gesund« erschienen, zu finden.

Der praktische Teile dieses Buches orientiert sich ebenfalls an diesen Grundsätzen, die im folgenden noch näher erläutert werden. Im Vergleich zur Schongymnastik, die sich mehr auf die einzelnen Muskelgruppen bezieht, werden hier komplexere Übungsformen im Mittelpunkt stehen.

Die mechanische Funktion der Gelenke

Die Berücksichtigung der Funktion der Gelenke bedeutet für die Übungsauswahl, daß gelenkbelastende Ausgangs- oder Endpositionen vermieden werden sollen. Am Beispiel einer traditionellen Dehnübung für die Muskulatur der Oberschenkelrückseiten sei dies aufgezeigt.

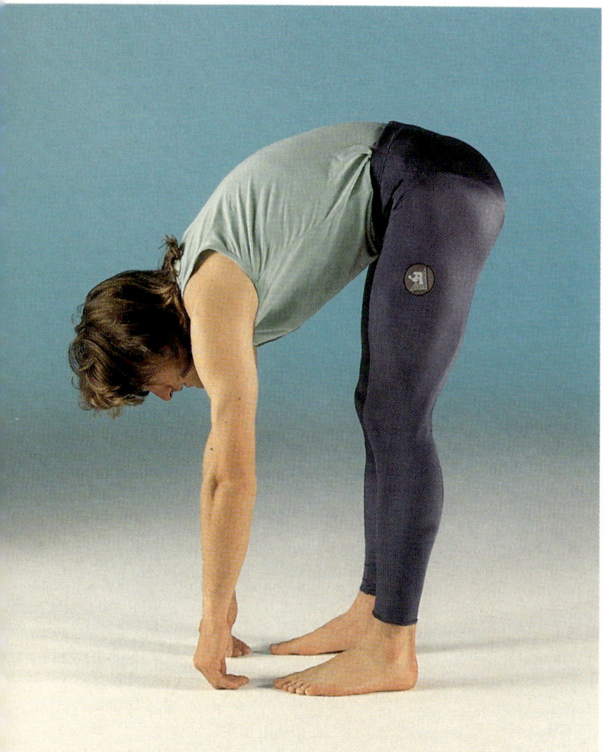

Abb. 1
Die Übung »Tieffedern zum Boden bei gestreckten Beinen« ist für die Lendenwirbelsäule eine unfunktionelle Belastung.

Abb. 1 zeigt die Endposition der Übung »Tieffedern zum Boden bei gestreckten Beinen«. Betrachtet man die einzelnen zu beobachtenden Teilbewegungen, so sieht man bei langsamer Ausführung der Übung eine Rumpfbeugung und eine Mitbewegung des Beckens im Sinne der Beckenkippung.
Die Ursprünge der Muskulatur der Oberschenkelrückseiten, die am Becken liegen, werden durch die Bewegung von ihren Ansatzpunkten an den Unterschenkeln entfernt.
Dies bewirkt den Beginn der Dehnung.
Ist die Dehnfähigkeit erschöpft, wird die weitere Tiefbewegung nicht mehr über die Beckenkippung, sondern ausschließlich über die Beugung der Wirbelsäule erreicht.
Je schlechter nun die Dehnfähigkeit der Oberschenkelrückseiten ist, desto früher wird die Beckenkippung gebremst.
Die Bewegung muß dann von der Wirbelsäule erbracht werden, was keine weitere Dehnung für die angesprochene Muskelgruppe bewirkt.
Die Lendenwirbelsäule wird dabei einer vermehrten Belastung ausgesetzt, insbesondere bei schwungvoller Ausführung der Übung.
Eine mögliche Alternative ist in den Abb. 2 und 3 dargestellt (siehe S. 50):
In der Seitenlage greifen beide Hände in die Kniekehle des unten liegenden Beines.
Das oben liegende Bein wird im Kniegelenk gebeugt und etwas nach hinten geschoben. Das untere Bein wird festgehalten und aktiv im Kniegelenk gestreckt, bis ein deutliches Dehngefühl in der Oberschenkelrückseite zu spüren ist.
Aus einer stabilen Ausgangsposition führt diese Dehnung zu keiner gelenkbelastenden Position der Wirbelsäule und berücksichtigt zudem die mechanische Funktion der Zielmuskelgruppe.

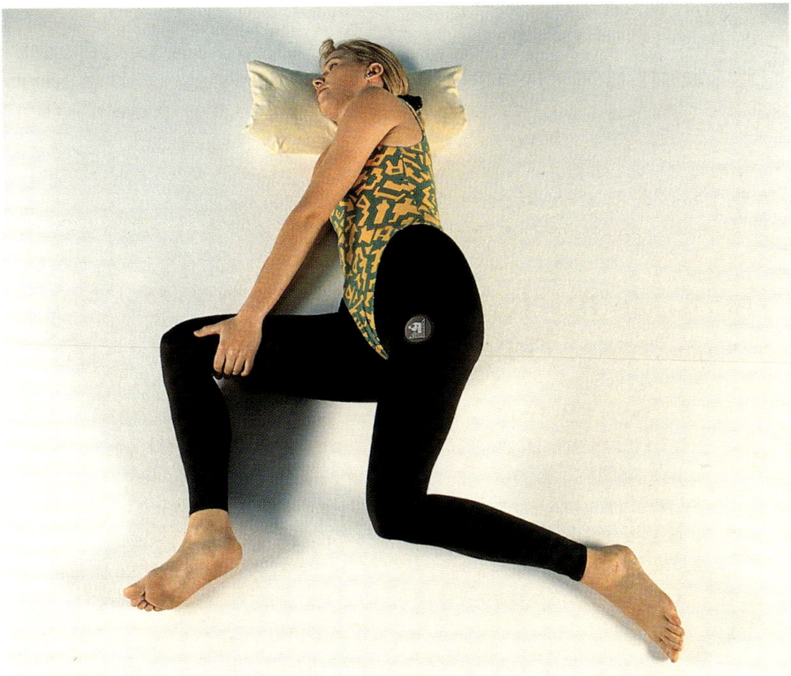

Abb. 2
In der Seitenlage greifen beide Hände zum unten liegenden Bein und ziehen den Oberschenkel in Richtung des Oberkörpers. Das obere Bein ist im Kniegelenk gebeugt.

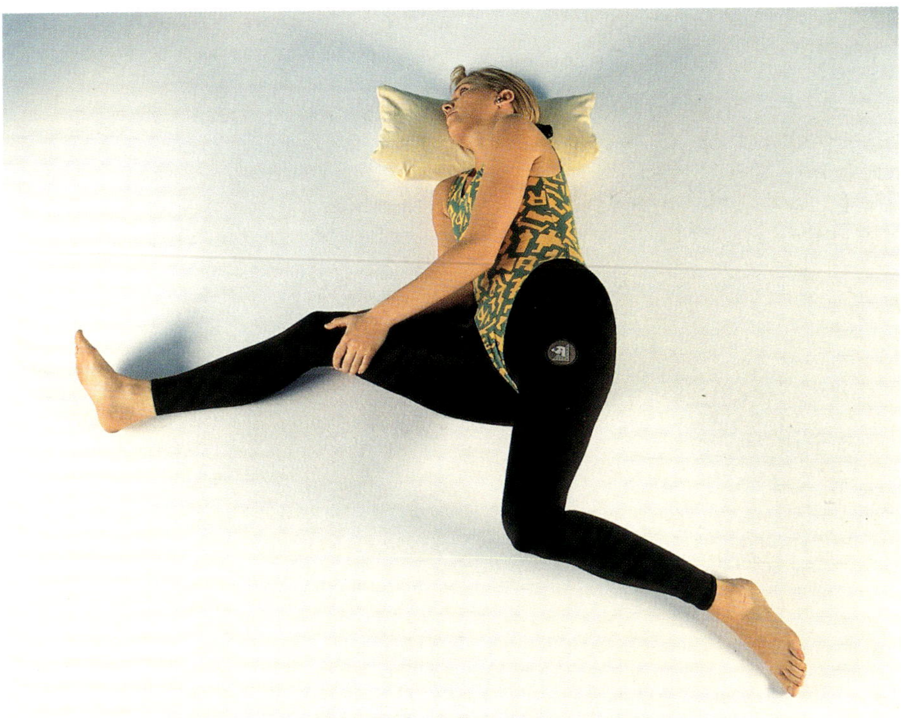

Abb. 3
Während die Hände das unten liegende Bein festhalten, wird das Kniegelenk langsam gestreckt, bis die Dehnung in der Oberschenkelrückseite spürbar ist. Das andere Bein bleibt in der Ausgangsposition liegen.

Die mechanische Funktion der Muskulatur

Die »Funktionelle Anatomie« beschreibt den Verlauf der einzelnen Arbeitsmuskeln am Skelett und folgert daraus deren Funktionen. Dabei ist neben der Lage des Ursprungs und des Ansatzes auch die Anzahl der beteiligten Gelenke für die mechanische Wirkung eines Muskels bedeutsam. Dies kommt, wie bereits im letzten Beispiel angedeutet, bei allen Dehn- und Kräftigungsübungen zum Tragen. Will man die Muskulatur entsprechend ihren mechanischen Funktionen gezielt beanspruchen, hat nicht nur die Bewegung selbst, sondern schon die Wahl der Ausgangsposition einen entscheidenden Einfluß auf die Wirkung der Übung.
Mit dem folgenden Beispiel soll dieser Sachverhalt verdeutlicht werden:
Eine verbreitete Übung zur Kräftigung der Bauchmuskulatur ist das Anheben der gestreckten Beine in Rückenlage, wie dies in Abb. 4 dargestellt wird.
Die zu beobachtende Bewegung ist eine Beugung in den Hüftgelenken, die von den sehr kräftigen Hüftbeugemuskeln geleistet wird. Diese Muskelgruppe entspringt von der Lendenwirbelsäule und dem Becken und setzt an den Oberschenkelknochen an. Die Bauchmuskulatur, die den Brustkorb und das Becken verbindet, hat dabei die Aufgabe, die Beckenaufrichtung zu stabilisieren (siehe S. 37). Bei mangelnder Kraft der Bauchmuskulatur kann der Zug der Hüftgelenkbeuger an ihrem Ursprung nicht kompensiert werden, was zur Folge hat, daß das Becken und gleichzeitig die Lendenwirbelsäule ausweichen. Dies wird durch eine deutliche Hohlkreuzstellung sichtbar.
Ist die Ausgangsposition so abgewandelt, daß die Beine angebeugt sind (Abb. 5), können die Hüftbeugemuskeln keinen starken Zug auf ihr Ursprungsgebiet Lendenwirbelsäule und Becken ausüben. Werden nun die angebeugten Beine und das Becken angehoben, kommt die Bauchmuskulatur in ihrer beckenaufrichtenden Funktion zum Einsatz. Die beabsichtigte Bauchmuskelspannung kann dadurch erreicht werden, daß beide Kniegelenke in die haltenden Hände gedrückt werden (Abb. 6). Die unerwünschte Mitarbeit der Hüftbeugemuskeln ist ausgeschlossen.

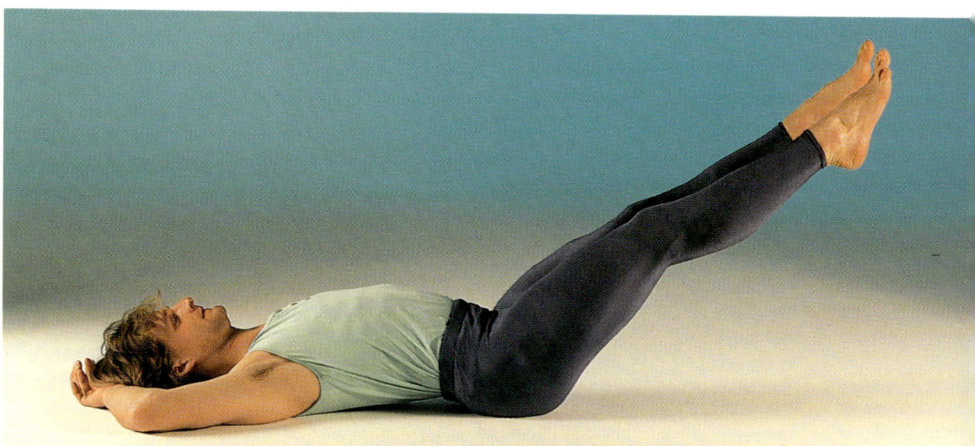

Abb. 4
Das Abheben der gestreckten Beine in der Rückenlage stellt für die Lendenwirbelsäule eine erhebliche Belastung dar.

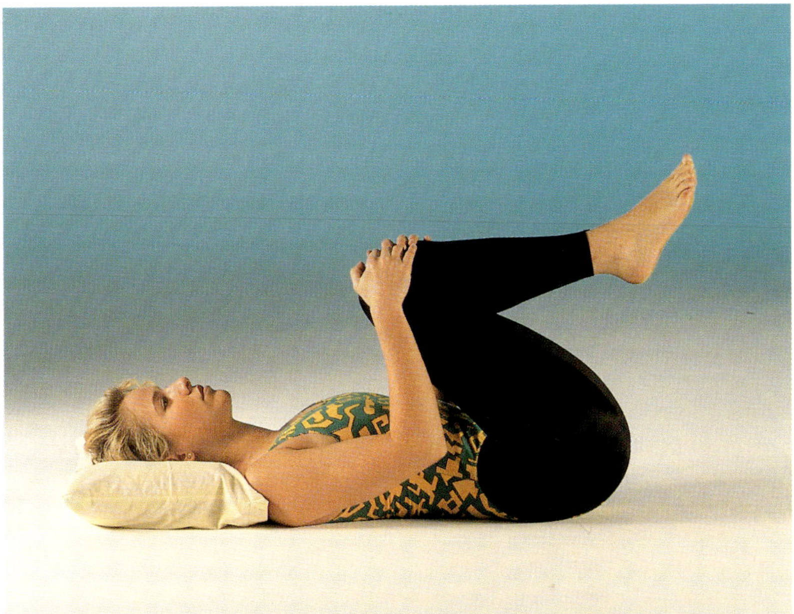

Abb. 5
Durch die angebeugten Beine wird das Becken aufgerichtet und die Lendenwirbelsäule flachgestellt. Dies ist eine besonders geeignete Ausgangsposition für Übungen gegen Rückenbeschwerden.

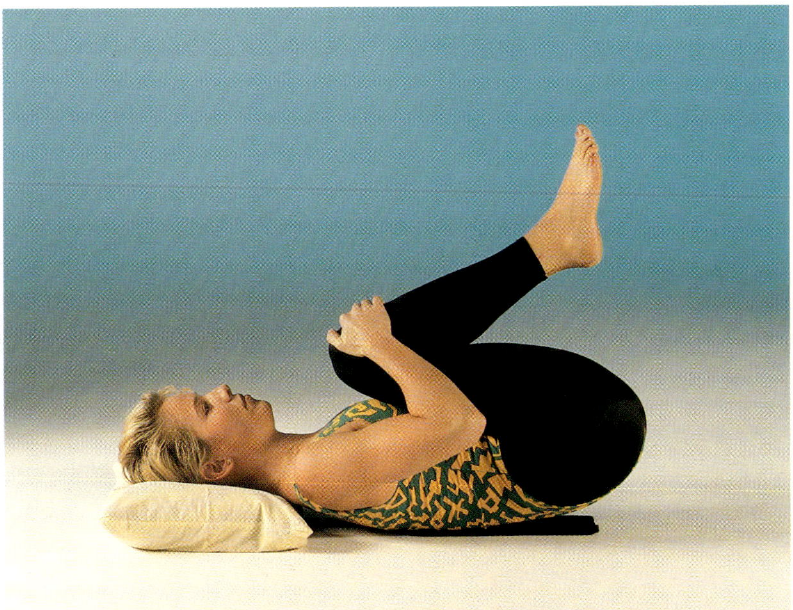

Abb. 6
Durch den Druck der Kniegelenke gegen die haltenden Hände kommt es zur weiteren Beckenaufrichtung und somit zur Anspannung der Bauchmuskulatur.

Die Regel- und Steuermechanismen der Muskulatur

Das Wissen über die Regel- und Steuermechanismen der Muskulatur, das von der Muskel- und Neurophysiologie beschrieben wird, bildet die Grundlage für das Verständnis von Haltung und Bewegung des menschlichen Bewegungsapparates. In neuerer Zeit ist dieses Wissensgebiet immer wieder für die Begründung der verschiedenen Vorgehensweisen zur Verbesserung der Beweglichkeit herangezogen worden. Dabei nimmt die Beschreibung des Muskeldehnreflexes einen besonderen Stellenwert ein, da dieser als Erklärung für nahezu alle Stretchingtechniken benutzt wird. Kurz gefaßt wird dabei auf folgenden Zusammenhang eingegangen:
Spezielle, parallel zu den Muskelfasern angeordnete Meßfühler sind über Nervenleitungen mit dem Rückenmark verbunden, Ihre Aufgabe ist es, schnelle und sehr weite Muskeldehnungen zu messen und an das Rückenmark zu melden. Von dort ausgehend kann ein Nervenimpuls den zugehörigen Muskel zur Gegenspannung veranlassen.
Da die Meßfühler ihrerseits Zuleitungen erhalten, die sie unterschiedlich empfindlich einstellen können, wird das System anpassungsfähig.
Für die Praxis wird daraus gefolgert, daß schwungvolles und federndes Dehnen zu vermeiden ist, da dieser Reflex die eigentliche Dehnung verhindert.
Die Neurophysiologie beschreibt die Spannungsregulation der Arbeitsmuskulatur als weitaus komplexeren Zusammenhang, und viele Fragen zur Theorie der Muskeldehnung sind noch nicht geklärt. In der Praxis haben sich jedoch die Stretchingmethoden durchgesetzt, die auf dem beschriebenen Erklärungsmodell basieren. Diese sind durch sanfte, gehaltene Dehnstellungen gekennzeichnet, die das Wippen und Federn in die Dehnung vermeiden. Der Effekt dieser Vorgehensweise kann mit Hilfe der folgenden Übungsreihe gut nachempfunden werden:
Im Sitz auf dem Boden mit gestreckten Beinen wird die Wirbelsäule möglichst gerade gehalten (Abb. 7). Aus dieser Position sollen der aufrechte Oberkörper und das Becken wie ein Block zu den gestreckten Beinen langsam abgebeugt werden. Die Bewegung erfolgt ausschließlich über die Hüftgelenke.

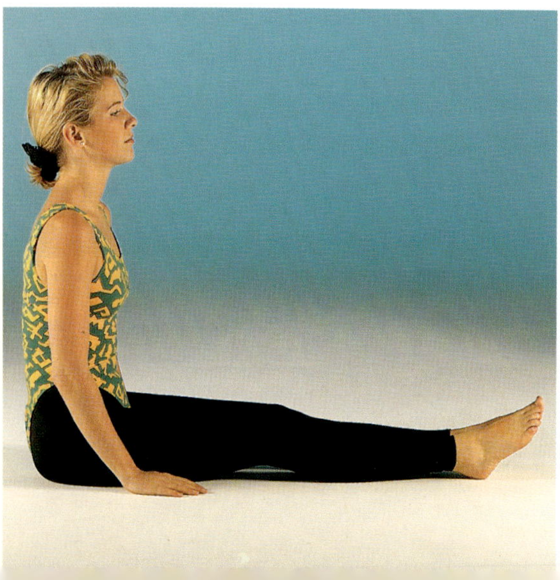

Abb. 7
Im Sitz auf dem Boden sind beide Beine gestreckt. Die Wirbelsäule wird möglichst aufrecht gehalten.

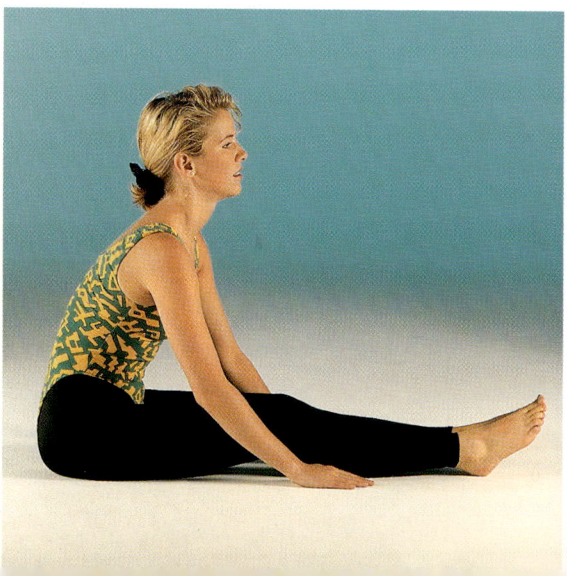

Abb. 8
Aus dem aufrechten Sitz wird der Oberkörper möglichst nur über die Beugung der Hüftgelenke nach vorne geneigt, bis die Dehnung in den Oberschenkelrückseiten spürbar ist.

Wenn an den Oberschenkelrückseiten ein deutliches Dehngefühl wahrzunehmen ist, behält man diese Position (Abb. 8) einige Sekunden bei. Der Rückweg in die Ausgangsposition erfolgt schneller. Nun wird aus dem Sitzen über die auf S. 26 beschriebene Methode die Rückenlage eingenommen. Hier angelangt, greifen beide Hände in die Kniekehle eines Beines und ziehen den Oberschenkel dicht zum Oberkörper (Abb. 9). Ohne die Position des Oberschenkels zu verändern, wird das Bein gestreckt. Ein deutliches Dehngefühl, jedoch kein Schmerz, in der Oberschenkelrückseite soll zu spüren sein. Das andere Bein bleibt gestreckt liegen. In dieser Dehnstellung (Abb. 10) verweilt man ca. 10 Sekunden.
Direkt danach wird der aufrechte Sitz wieder eingenommen (siehe S. 28), und wie zu Beginn der Übung werden der Oberkörper und das Becken mit gerader Wirbelsäule zu den gestreckten Beinen abgebeugt. Die Aufmerksamkeit soll nun in die Oberschenkelrückseiten gelenkt werden, um einen Seitenvergleich vorzunehmen.
Das gedehnte Bein ist deutlich von der nicht gedehnten Seite zu unterscheiden. Zum Ausgleich ist die Dehnung auch für das andere Bein durchzuführen.

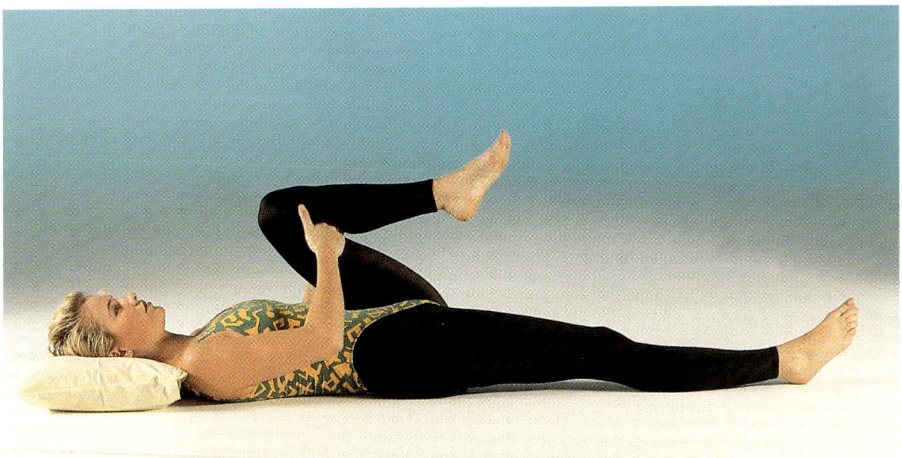

Abb. 9
In der Rückenlage bleibt ein Bein gestreckt auf dem Boden liegen. Das andere Bein wird mit beiden Händen in der Kniekehle gegriffen und zum Oberkörper herangezogen.

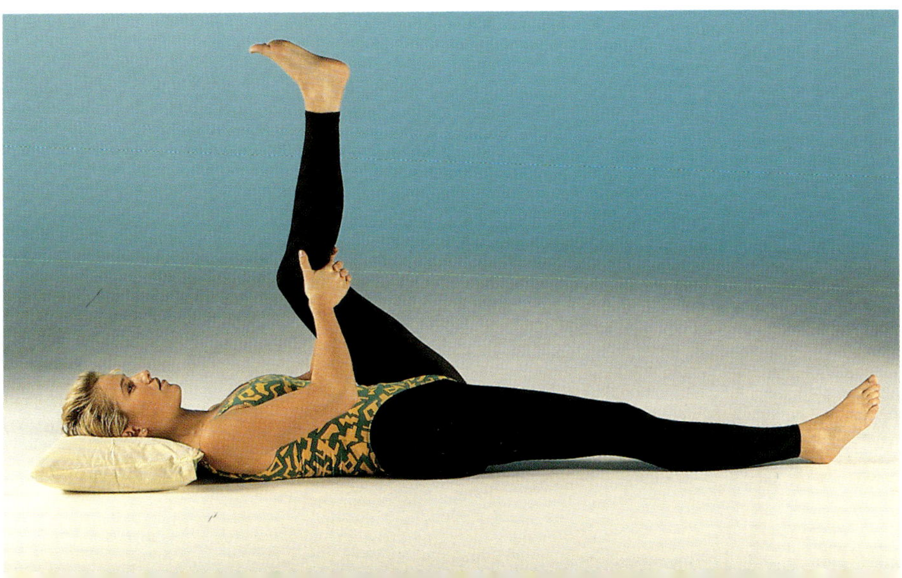

Abb. 10
Während die Hände das angebeugte Bein halten, wird das Kniegelenk so weit gestreckt, bis die Dehnung in der Oberschenkelrückseite spürbar ist.

Die Systematik der Muskeln mit mangelnder Dehnfähigkeit bzw. verminderter Kraft

Jeder Skelettmuskel ist aus unterschiedlichen Muskelfasern zusammengesetzt. Einige dieser Fasertypen neigen dazu, ihre Grundspannung dauerhaft zu erhöhen. Andere haben die Tendenz, bei mangelnder Kraftbelastung schneller abzuschwächen als die übrigen Muskelfasern. Das Mischungsverhältnis beider Fasertypen in einem Muskel bestimmt sein typisches Verhalten.
Überwiegen die Anteile, welche zu einer erhöhten Grundspannung neigen, fällt der Muskel durch eine schlechtere Dehnfähigkeit auf. Sind jedoch mehr Anteile vorhanden, die zur Abschwächung neigen, zeigt auch der ganze

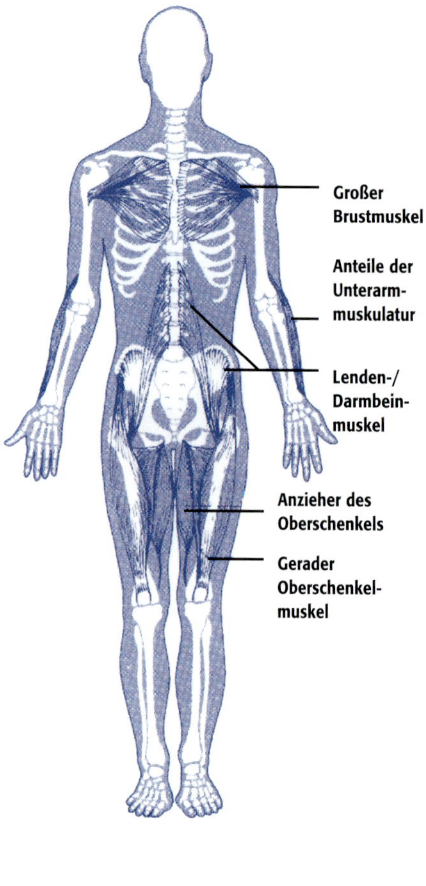

Abb. 11
Muskeln mit mangelnder Dehnfähigkeit der Vorderseite.

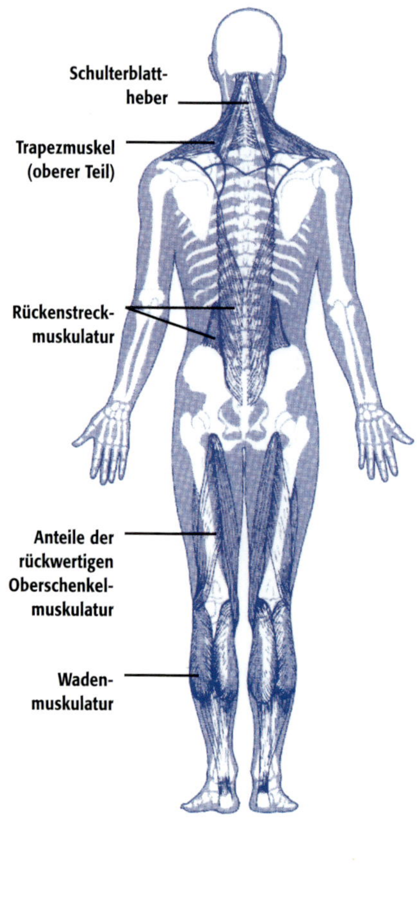

Abb. 12
Muskeln mit mangelnder Dehnfähigkeit der Rückseite.

Muskel eine verstärkte Abschwächungstendenz. Am menschlichen Bewegungsapparat lassen sich Muskelgruppen benennen, die zu einer verminderten Dehnfähigkeit tendieren und solche, die durch eine Abschwächungsneigung auffallen. Diese sind in Abb. 11, 12 und 13, 14 dargestellt.

Die in ihrem jeweiligen Verhalten auffälligen Muskeln sind bei jedem Menschen zu finden, jedoch in unterschiedlichen Ausprägungsgraden.
Entsteht nun in einem Abschnitt des Bewegungsapparates ein Mißverhältnis zwischen der Kraft und der Dehnfähigkeit der beteiligten Muskelgruppen, so spricht man von einem muskulären Ungleichgewicht.
Wie bereits erwähnt, wird diese als Funktionsstörung betrachtete Veränderung der Statik in zunehmendem Maße als Ursache für verschiedene Beschwerdebilder am Bewegungsapparat verantwortlich gemacht.

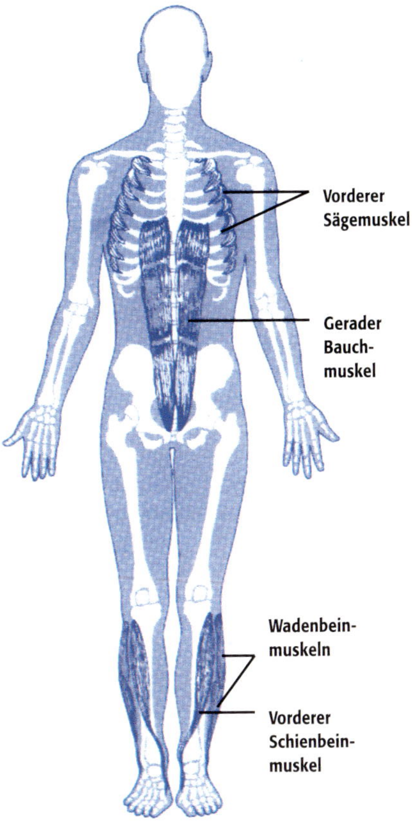

Abb. 13
Muskeln mit verminderter Kraft der Vorderseite.

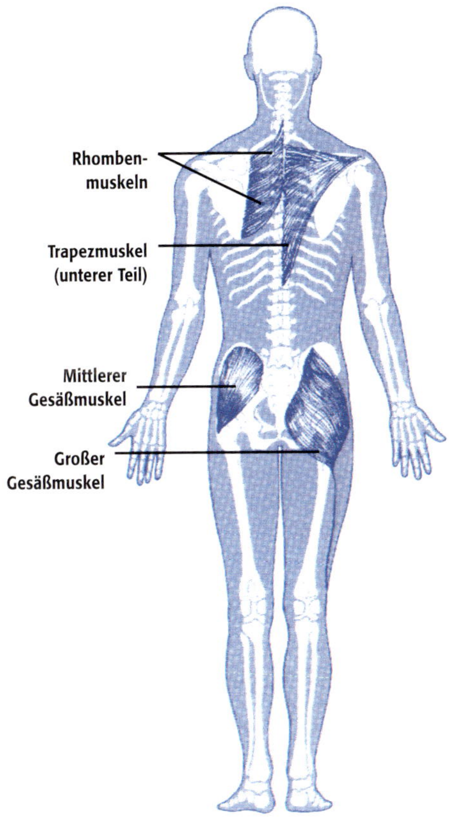

Abb. 14
Muskeln mit verminderter Kraft der Rückseite.

Da das Auftreten der Muskelungleichgewichte einer gewissen Regelmäßigkeit unterliegt, hat die Bewegungstherapie auf dieser Grundlage ein Behandlungskonzept entwickelt.
Für die Gymnastik läßt sich in der praktischen Umsetzung daraus ein methodisches Vorgehen ableiten, das die jeweilige Verkürzungs- beziehungsweise Abschwächungstendenz berücksichtigt und gezielte Dehn- oder Kräftigungsübungen einsetzt.
Neben Übungen, die auf bestimmte Muskelgruppen wirken, können auch solche angewendet werden, die den gesamten Bewegungsapparat mit einbeziehen. Diese sind ebenfalls geeignet, um Verbesserungen an der Statik zu erzielen, und bilden den Hauptteil der nachfolgenden Übungspraxis.
Im Umgang mit den komplexen Übungsformen soll an vielen Stellen deutlich gemacht werden, wie muskuläre Ungleichgewichte sich auf die Statik auswirken.
Mit Hilfe der Körperwahrnehmung können diese Effekte sehr deutlich nachempfunden werden.
Deshalb soll an dieser Stelle auf ein erläuterndes Beispiel verzichtet werden.

Zu den Übungsinhalten

Wie schon erwähnt, werden in diesem Buch Übungsformen angeboten, die den gesamten Bewegungsapparat ansprechen. An einigen Stellen wird diese Vorgehensweise durch Übungen ergänzt, die eine gezielte Kräftigung oder Dehnung einzelner Muskelgruppen beinhalten.
Dabei handelt es sich um bereits bekannte Übungen aus der »Schongymnastik«, die auf Grund ihrer besonderen Bedeutung hier nochmals aufgenommen wurden.
Der Einstrieg in die Praxis erfolgt über die Darstellung der verschiedenen Positionswechsel aus einer Ausgangsstellung in eine nächste. Der schonende Umgang mit der Wirbelsäule steht hier im Mittelpunkt. Die beschriebenen Bewegungsfolgen sollten stets eingesetzt werden, um in die verschiedenen Ausgangspositionen zu gelangen. Der hier aufgezeigte Umgang mit dem Bewegungsapparat ist ohne Einschränkungen auf den Alltag übertragbar.
Die Übungen können je nach Bedarf ausgesucht und kombiniert werden. Die Einhaltung einer bestimmten Reihenfolge ist dabei nicht notwendigt.
Die einzelnen Vorschläge können auch mit anderen bereits gewohnten Übungsformen aus dem Bereich der Funktionellen Gymnastik kombiniert werden, ohne daß sie aus einem Zusammenhang gelöst sind.
Werden die Übungen zu Hause ohne Partner durchgeführt, kann gerade bei den Ausgangspositionen im Stand die Eigenkontrolle über einen Spiegel angebracht sein.
Ein wichtiger Aspekt bei der Ausführung der Übungen ist die Körperwahrnehmung. Um einen bewußteren Umgang mit dem Bewegungsapparat zu erreichen, gilt es, die eigene Aufmerksamkeit auf die Muskulatur und die Gelenke zu lenken. Die Veränderungen, welche unmittelbar während des Übens registriert werden, und solche, die langfristig zu erfahren sind, können auch als Erfolgskontrolle gesehen werden. Fällt zum Beispiel die Aufrichtung der Brustwirbelsäule (siehe S. 36) zu Beginn sehr schwer, kann dies nach einiger Zeit spielerisch gelingen.
Wenn diese zu Beginn möglicherweise ungewohnte Vorgehensweise als Übungsprinzip zur Gewohnheit wird, ist zu erwarten, daß auch Alltagsbewegungen kontrollierter und bewußter vollzogen werden.
In einem Teil der Übungen soll die Anspannung durch die Bewegungsvorstellung erreicht werden. Dabei wird in Gedanken eine Bewegung vollzogen, die äußerlich gar nicht oder nur angedeutet sichtbar wird. So kann man sich zum Beispiel vorstellen, einen schweren Schrank einige Zentimeter von sich wegzuschieben, der in Wirklichkeit gar nicht vorhanden ist. Die sichtbare Bewegung wird sich auf einen kleinen Weg der Hände beschränken, die erreichte Muskelanspannung kann sehr stark werden.
Die Verbindung von Bewegungsvorstellung und der zu empfindenden Muskelspannung bedarf ebenfalls einiger Gewöhnung.
Der Effekt solcher Vorstellungsübungen, welcher sich bald einstellt, ist erfahrungsgemäß groß. Es lohnt sich deshalb, mögliche Einstiegsschwierigkeiten zu akzeptieren und die Übungsvorschläge nicht gleich auf die Seite zu legen.

Zur Durchführung der Übungen »Übungsprinzipien«

Neben den übergeordneten vier Übungsprinzipien (siehe S. 9), welche eine funktionsorientierte Vorgehensweise kennzeichnen, lassen sich weitere Hinweise zur Durchführung der Übungen formulieren.
Dabei gelten für die Übungsformen mit mehr kräftigenden Elementen folgende Empfehlungen:

- **Stets langsam und genau üben.**
- **Niemals Schwung holen oder der geforderten Bewegung ausweichen.**
- **Übungen, die sehr schwerfallen, erst dann auswählen, wenn einfachere sicher beherrscht werden.**
- **Wird in der Endposition eine Anspannung verlangt, sollte diese 5–6 Sekunden gehalten werden.**
- **Nach anfänglich 2–3 Wiederholungen sollten langfristig bis zu 6 Wiederholungen angestrebt werden.**
- **Während der Anspannung sollte eine ruhige und gleichmäßige Atmung möglich sein. Gelingt dies nicht, ist die Anspannung nur für die Dauer einer Ausatmung zu halten.**

Für Übungen, die mehr zur Mobilisation und zur Dehnung dienen, gilt als wichtigster Grundsatz:

- **Niemals nur mobilisieren, ohne folgend zu stabilisieren.**

Das bedeutet, daß Dehnübungen immer mit einer Anspannung der beteiligten Muskelgruppen abgeschlossen werden. Dieser Hinweis ist insbesondere bei den Drehlagerungen (siehe S. 42 und 44) zu beachten. Hierbei ist es sinnvoll, Stabilisationsübungen auszuwählen, die in der gleichen Ausgangsposition ausgeführt werden.
Weitere Empfehlungen sind:

- **Die Dehnung wird ruhig und gehalten ausgeführt.**
- **Die erreichte Endposition soll 10–15 Sekunden beibehalten werden.**
- **Bei den Drehlagerungen so lange in der Endposition verweilen, wie es angenehm ist. Dies kann auch mehrere Minuten dauern.**
- **Die Dehnung darf keine Schmerzen verursachen.**

Die Übungseinheit muß nicht länger als 15 Minuten in Anspruch nehmen. Ein zu erwartender Erfolg stellt sich jedoch nur ein, wenn möglichst regelmäßig geübt wird. Dabei sind zweimal in der Woche, an möglichst auseinander liegenden Wochentagen, als Minimum anzusehen.

Übungsformen zur Verbesserung der Körperstatik

Der Wechsel in die verschiedenen Ausgangspositionen

In vielen Gymnastikangeboten, die unter der Überschrift »Wirbelsäulengymnastik« einzureihen sind, ist die Rückenlage eine beliebte Ausgangsposition.
An nur wenigen Stellen – und hier meist in der Literatur der Bewegungstherapie – finden sich Hinweise, wie man vom aufrechten Stand in die Rückenlage und wieder zurück gelangt, ohne die Wirbelsäule unnötig zu belasten. Wer schon einmal Probleme mit dem Rücken selbst erfahren hat, kann nachvollziehen, was dieser vermeintlich einfache Lagewechsel für Schwierigkeiten bereiten kann.
Es erscheint deshalb sinnvoll, diesen Umstand zu berücksichtigen, auch wenn keine aktuellen Beschwerden vorhanden sind.
Aus diesem Grund werden im folgenden einige Möglichkeiten beschrieben, wie man in die gebräuchlichsten Ausgangspositionen gelangt.
Für die gesamte Übungspraxis sind keine besonderen Hilfsmittel notwendig. Als Unterlage sollte eine Übungsmatte oder eine mehrfach gefaltete, möglichst weiche Decke verwendet werden.

Beschreibung der Bewegungsabläufe

Aus dem Stand in die Rückenlage

Bei den hier dargestellten zwei Möglichkeiten sollte die Aufmerksamkeit auf die Wirbelsäule gerichtet sein. Der gesamte Bewegungsablauf wird mit der Vorstellung begleitet, daß die Wirbelsäule sich wie ein starrer Stab verhält.
Da besonders beim ersten Vorschlag viele Teilschritte zu berücksichtigen sind, kann man die Bewegung auch etappenweise üben. Der mehrmalige Weg vom aufrechten Stand in den einbeinigen Kniestand sollte abwechselnd mit beiden Beinen durchgeführt werden.
Hierbei wird die Oberschenkenmuskulatur im Sinne einer Kräftigung beansprucht. Auch der Wechsel in alle Zwischenpositionen kann mehrfach vorgenommen werden, da dies für die Wirbelsäulenmuskulatur stets eine Stabilisationsforderung darstellt.

Möglichkeit 1

Im aufrechten Stand hängen beide Arme locker neben dem Körper. Das Gewicht ist auf beide Fußsohlen gleichmäßig verteilt. Ohne aus dem Gleichgewicht zu geraten, wird ein Fuß entlastet und mit den Zehenspitzen aufgesetzt, wobei der Fußrücken zum Boden zeigt.
Das andere Bein trägt nun das gesamte Körpergewicht. Der entlastete Fuß wird langsam nach hinten geschoben, das Kniegelenk des Standbeines gleichzeitig gebeugt. Mit gerader Wirbelsäule wird der einbeinige Kniestand als Zwischenposition erreicht.
Nun werden beide Hände stützbereit nach vorne genommen, die Ellenbogen bleiben leicht gebeugt. Während der Oberkörper wie ein Block weiter zum Boden abgesenkt wird, muß gleichzeitig

der vordere Fuß unter dem Körper nach hinten geschoben werden. Die Bewegung erfolgt über das Hüftgelenk des Stützbeines.

In der sich ergebenden nächsten Zwischenposition sind beide Hände und die nun nebeneinanderliegenden Unterschenkel aufgesetzt.

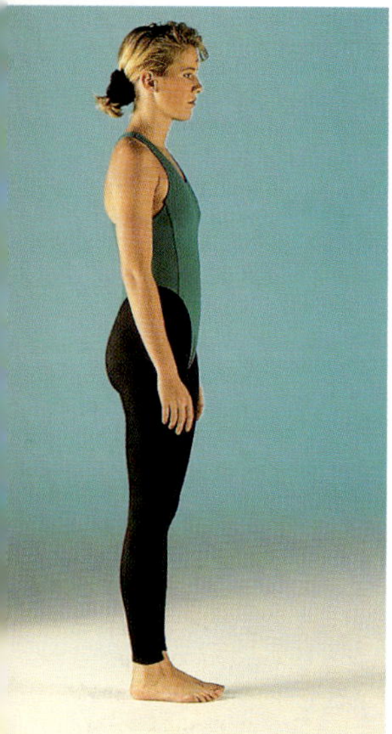

Abb. 15
Im aufrechten Stand ist das Gewicht gleichmäßig auf beiden Fußsohlen verteilt. Die Arme hängen locker neben dem Körper.

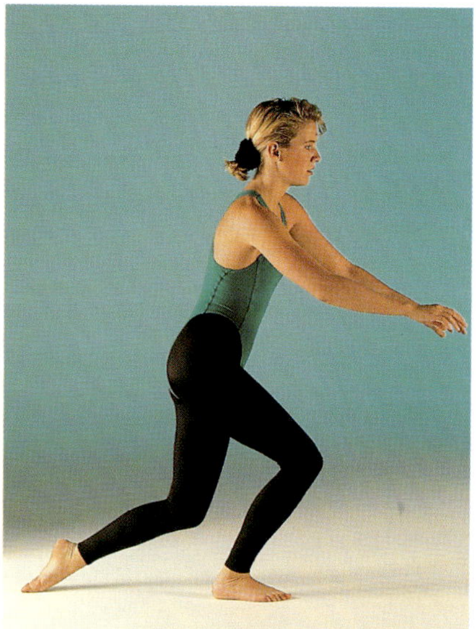

Abb. 16
Ein Fuß wird entlastet und mit dem Fußrücken auf den Boden gesetzt. Das Kniegelenk des anderen Beines wird langsam gebeugt.

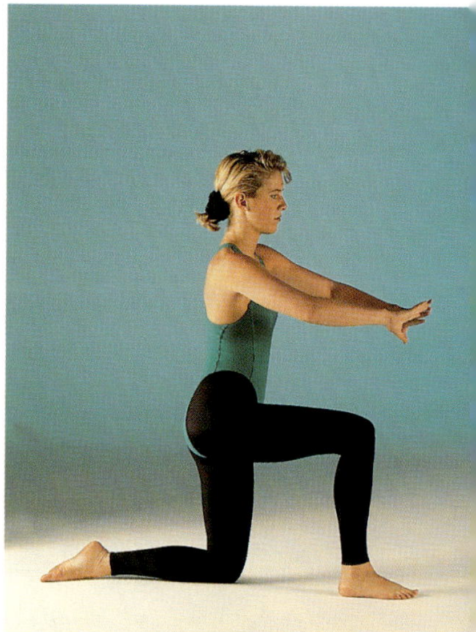

Abb. 17
Im einbeinigen Kniestand werden beide Hände stützbereit nach vorne genommen.

Abb. 18
Der Oberkörper senkt sich wie ein Block zum Boden. Das vordere stützende Bein wird unter dem Körper nach hinten geschoben.

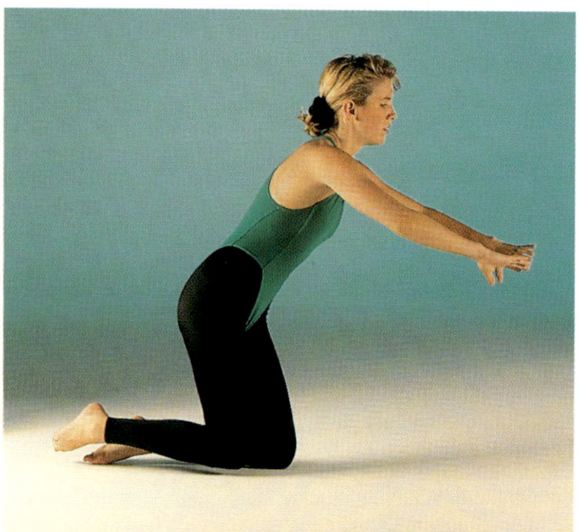

Abb. 19
Das Gewicht ist gleichmäßig auf die Unterschenkel und die stützenden Hände verteilt. Die Wirbelsäule ist gerade, parallel zum Boden eingestellt.

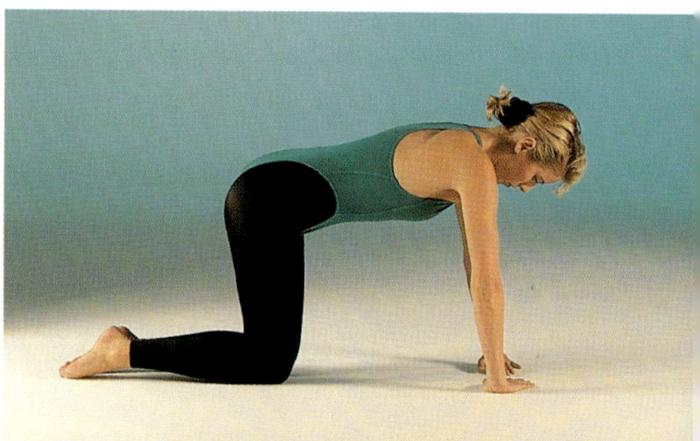

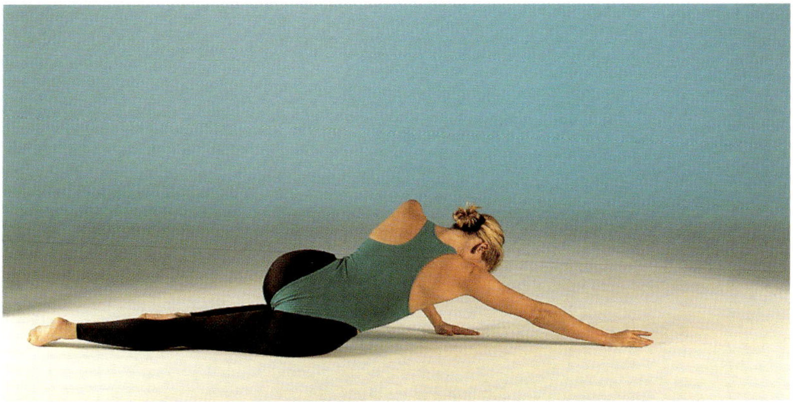

Abb. 20
Der Oberkörper wird durch das gleichzeitige Strecken des Armes und des Beines einer Körperhälfte abgesenkt. Während das Gewicht auf die sich streckende Körperhälfte verlagert wird, soll die Wirbelsäule geradegehalten werden.

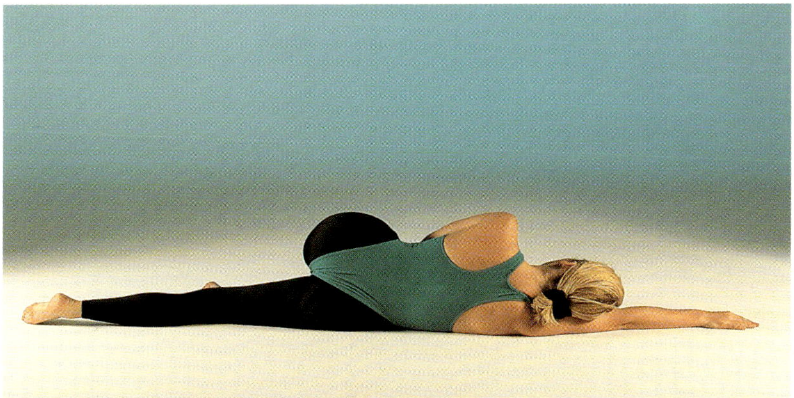

Abb. 21
In der stabilen Seitenlage sind das unten liegende Bein und der Arm ausgestreckt. Das obere Bein ist angebeugt, der Arm liegt bequem auf.

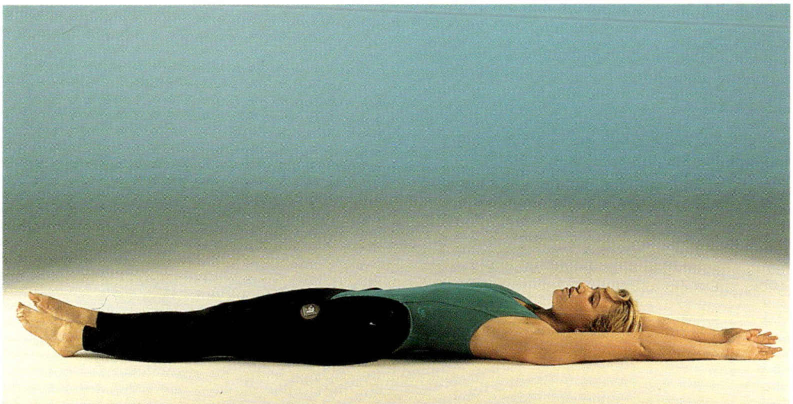

Abb. 22
Während der Drehung in die Rückenlage werden das zuvor gebeugte Bein und der Arm der gleichen Körperhälfte ausgestreckt und auf den Boden abgelegt.

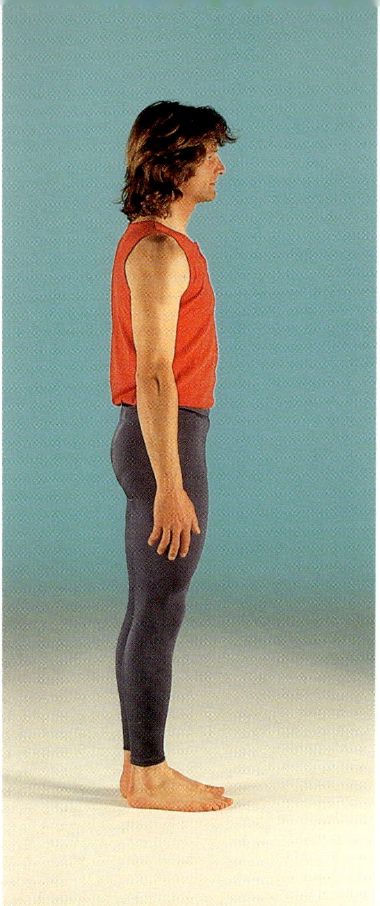

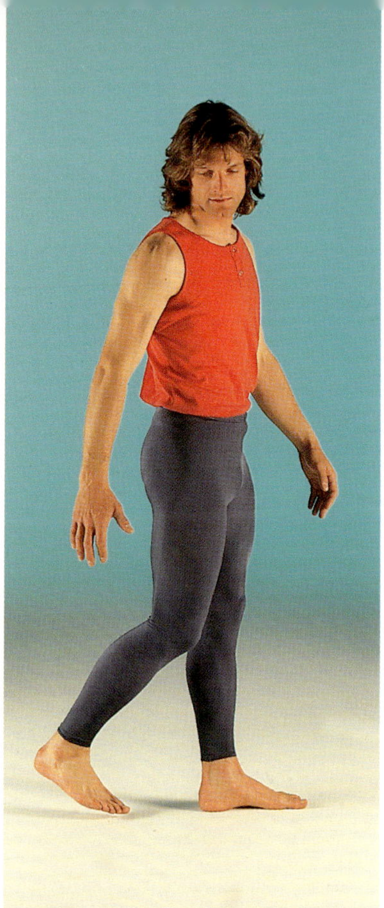

Abb. 23
Im aufrechten Stand ist das Gewicht gleichmäßig auf beide Fußsohlen verteilt. Die Arme hängen locker neben dem Körper.

Abb. 24
Ein Fuß wird auf einem gedachten engen Kreisbogen nach hinten gesetzt. Das Gewicht wird gleichzeitg auf diesen Fuß nach hinten verlagert.

Der Oberkörper wird weiter dem Boden angenähert, indem der Arm und das Bein einer Körperhälfte auf dem Boden ausgestreckt werden. Die Wirbelsäule kann auch bei dieser Bewegung gerade bleiben. Das Absenken des Oberkörpers ist mit einer gleichzeitigen Gewichtsverlagerung auf die sich streckende Körperhälfte verbunden.
Zur Erleichterung ist es oft notwendig, das noch stützende Kniegelenk ein wenig zur Seite zu schieben.
Als weitere Zwischenposition ergibt sich nun eine stabile Seitenlage, wobei der Arm und das Bein der untenliegenden Körperhälfte ausgestreckt sind. Die Drehung in die Rückenlage erfolgt über diese Seite, wobei zum Schluß die Hände neben das Gesäß abgelegt werden.

Der erste Vorschlag, sich vom aufrechten Stand in die Rückenlage zu begeben, beinhaltet zwei Zwischenpositionen im Kniestütz. Diese können auch auf einem weichen Untergrund gelegentlich als unangenehm empfunden werden. Hier sollte der zweite Vorschlag, der mehr Bewegungsfluß beinhaltet, versucht werden:

Möglichkeit 2

Die Bewegungsfolge beginnt mit einem kleinen Schritt rückwärts in der Vorstellung, daß man sich auf einem engen Kreisbogen bewegt. Eine Hand zeigt dabei auf den gedachten Kreismittelpunkt, der zugehörige Arm bildet die Drehachse. Der bogenäußere Fuß wird zuerst zurückgesetzt. Mit drei oder vier

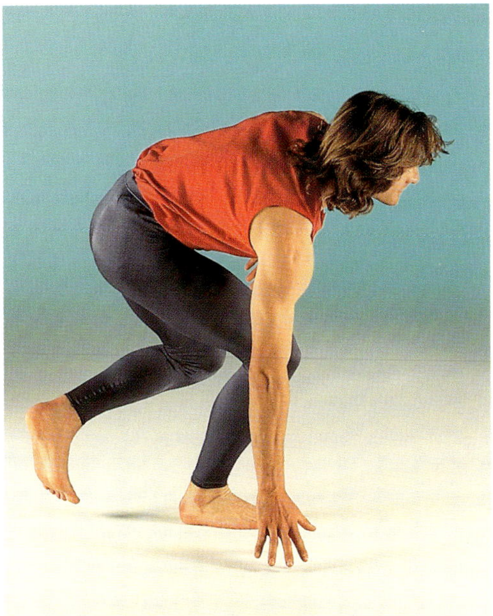

Abb. 25
Während des nächsten kleinen Rückwärtsschrittes auf der gedachten Kreisbahn zeigt eine Hand stützbereit mit der Handfläche auf den Kreismittelpunkt. Beide Kniegelenke werden zunehmend gebeugt.

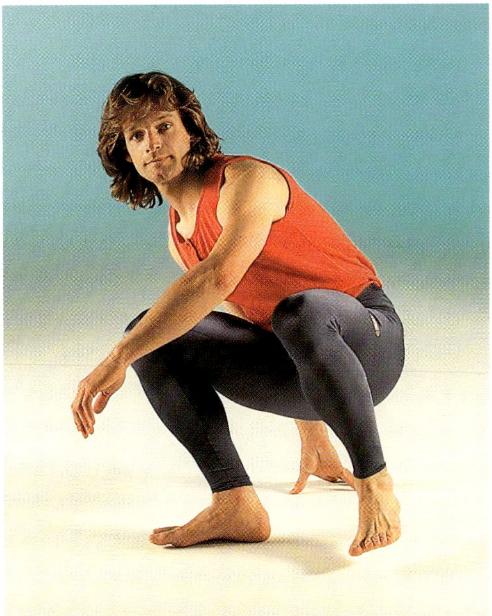

Abb. 26
Sowie die ausgestreckte Hand stützen kann, erfolgt ein weicher Übergang zum Sitzen.

kleinen Schritten dreht man sich weiter ein und wird dabei so klein, daß die Hand in der Mitte stützen kann.
Der folgende Übergang zum Sitz sollte weich erfolgen. Gelingt dies nicht, geht man den Kreis wieder vorwärts bis zum Stand zurück und probiert es noch einmal.
Im Sitzen greifen beide Hände über ein Kniegelenk und ziehen den Oberschenkel dicht zum Oberkörper. Das andere Bein bleibt gestreckt liegen. Während das angebeugte Bein festgehalten wird, läßt man sich in Rückenlage abrollen. Mit dem Zug beider Hände am Kniegelenk kann die Bewegung gut kontrolliert werden.

Abb. 27
Endstellung.

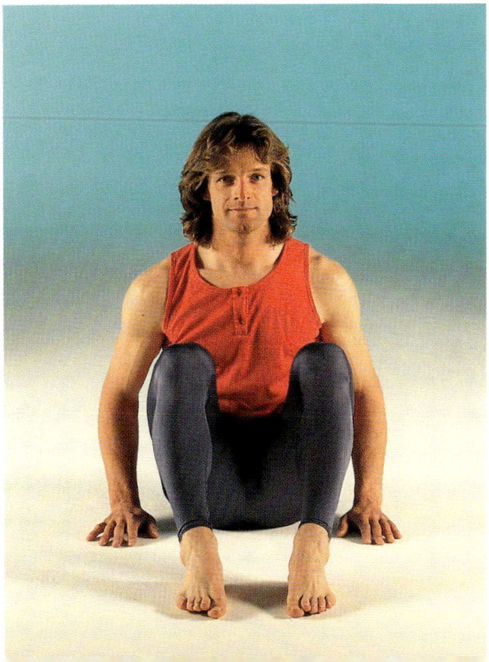

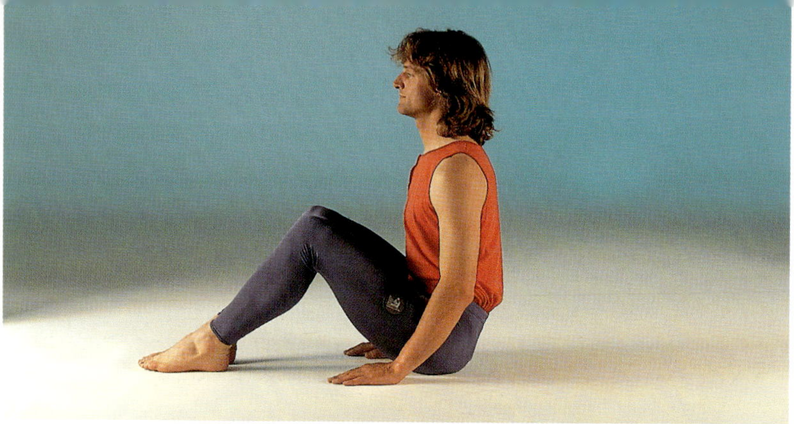

Abb. 28
Im Sitz sind beide Beine angestellt, der Rücken wird möglichst gerade gehalten.

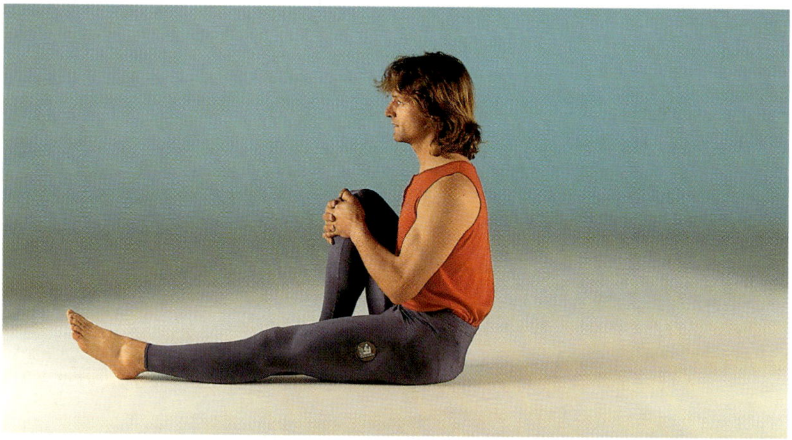

Abb. 29
Ein Bein wird mit beiden Händen umfaßt und der Oberschenkel zum Oberkörper herangezogen. Das ander Bein liegt gestreckt auf dem Boden.

Abb. 30
Durch den Zug mit beiden Händen am Kniegelenk des angebeugten Beines kann das Abrollen in die Rückenlage kontrolliert werden.

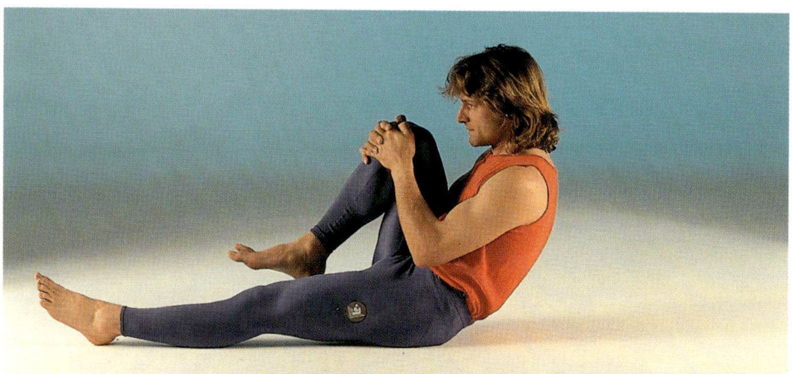

Abb. 31
In der Rückenlage sind beide Beine gestreckt. Die Arme werden entweder über dem Kopf oder neben dem Gesäß abgelegt.

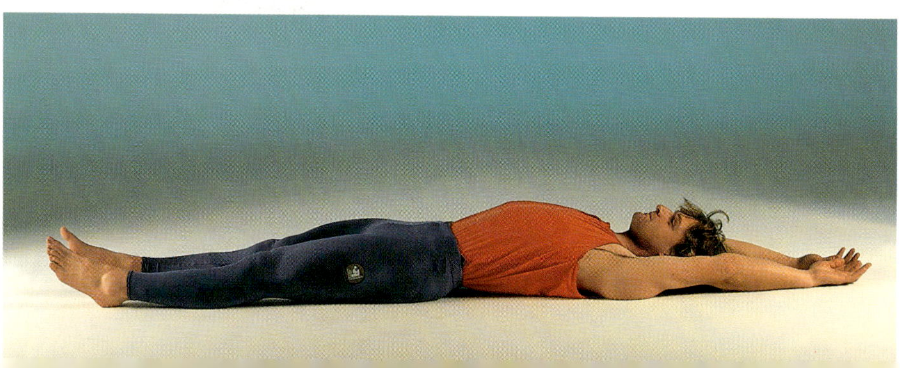

Aus der Rückenlage in die Bauchlage

In der Rückenlage werden beide Arme gestreckt hinter dem Kopf abgelegt. Ein Bein wird vom Boden abgehoben, bis das Knie- und Hüftgelenk ungefähr 90 Grad gebeugt sind. Der gleichseitige Arm wird so gehalten, daß der Ellenbogen zum Oberschenkel zeigt. Die Drehung erfolgt über die ausgestreckte Seite, wobei sich der Oberkörper, das angebeugte Bein und der Arm dieser Seite wie ein Block bewegen. Die Hand des nun oben liegenden Armes bremst die weitere Drehung ab, indem sie gegen den Boden gestützt wird. Gegen Ende der Drehung werden Arm und Bein wieder ausgestreckt, bis die Bauchlage erreicht ist.

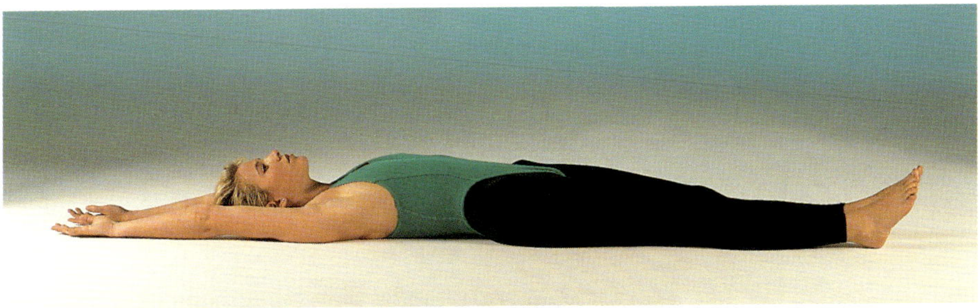

Abb. 32
In der Rückenlage werden beide Arme gestreckt über dem Kopf abgelegt. Die Beine sind ebenfalls gestreckt.

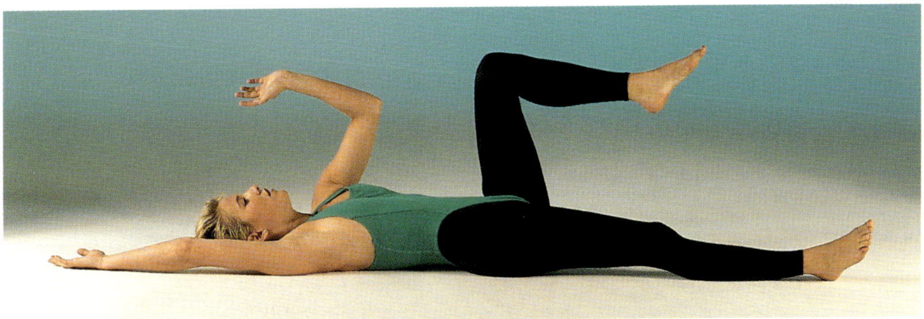

Abb. 33
Ein Bein wird bis zum rechten Winkel in Hüft- und Kniegelenk angebeugt. Der gleichseitige Arm zeigt mit dem Ellenbogen zum Oberschenkel, die Hand wird stützbereit gehalten.

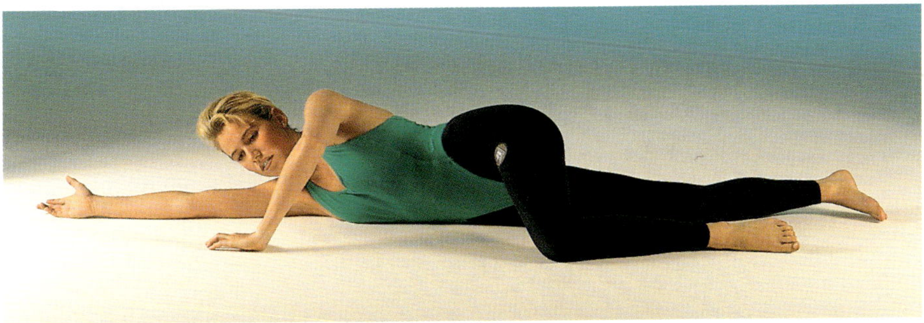

Abb. 34
Die Drehung erfolgt über die gestreckte Seite, bis die stützende Hand den Oberkörper stabilisieren kann. Das angebeugte Bein wird in der Drehung mitgeführt.

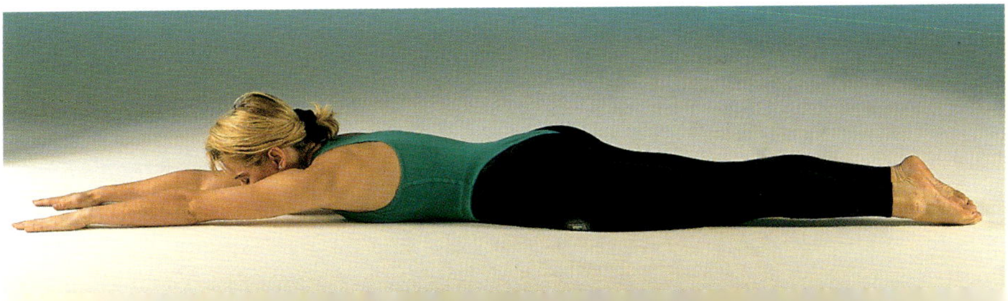

Abb. 35
Der zuvor stützende Arm und das angebeugte Bein werden mit der weiteren Drehung ausgestreckt, bis die Bauchlage erreicht ist.

Aus der Rückenlage zum Sitz

Beim Wechsel aus der Rückenlage zum Sitzen können besonders häufig für die Wirbelsäule belastende Bewegungsabläufe beobachtet werden. Dabei erfolgt die Aufrichtung mit Hilfe der gestreckten Beine und somit über die Kraft der Hüftbeugemuskulatur. Dies bedeutet für die Lendenwirbelsäule eine vermehrte Belastung (siehe S. 12). Eine mögliche Alternative ist folgender Vorschlag:

In der Rückenlage greifen beide Hände über ein Kniegelenk und ziehen den Oberschenkel dicht an den Oberkörper. Danach wird das andere Bein senkrecht nach oben gestreckt. Ohne das angebeugte Bein loszulassen, führt man das gestreckte mit leichtem Schwung zurück gegen den Boden, wobei das Hüftgelenk nicht gestreckt wird. Der Oberkörper folgt somit der Bewegung und der Sitz wird bequem erreicht.

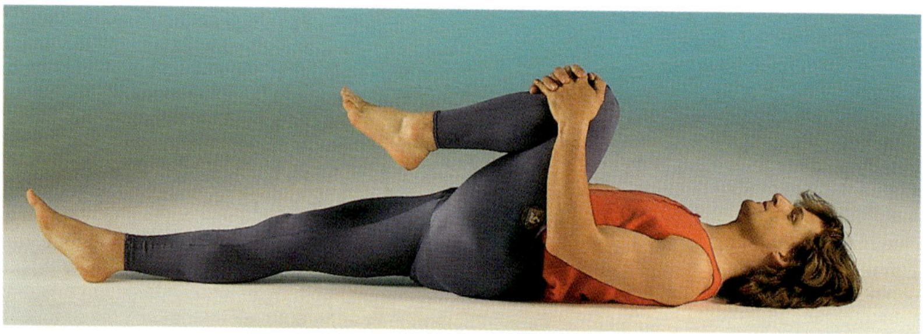

Abb. 36
In der Rückenlage umfassen beide Hände ein Kniegelenk und ziehen den Oberschenkel zum Oberkörper. Das andere Bein bleibt gestreckt liegen.

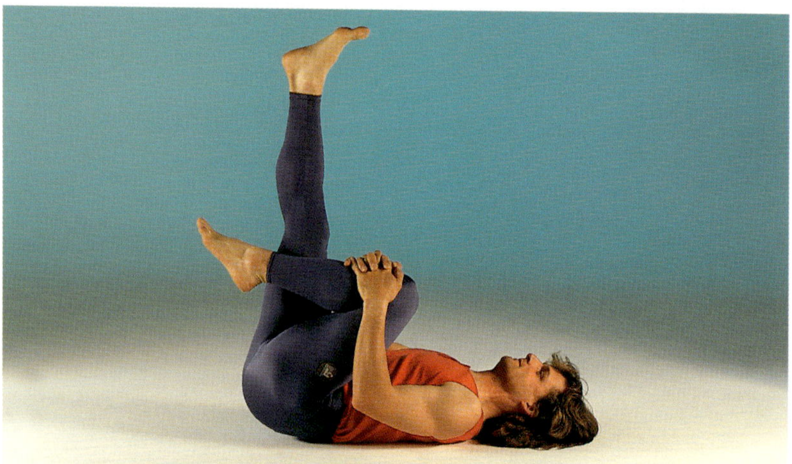

Abb. 37
Das gestreckte Bein wird im Hüftgelenk gebeugt, während die Hände den Oberschenkel des anderen Beines zum Oberkörper heranziehen.

Abb. 38
Das lange Bein wird mit Schwung gegen den Boden geführt, wobei die Hände das angebeugte Bein nicht loslassen.

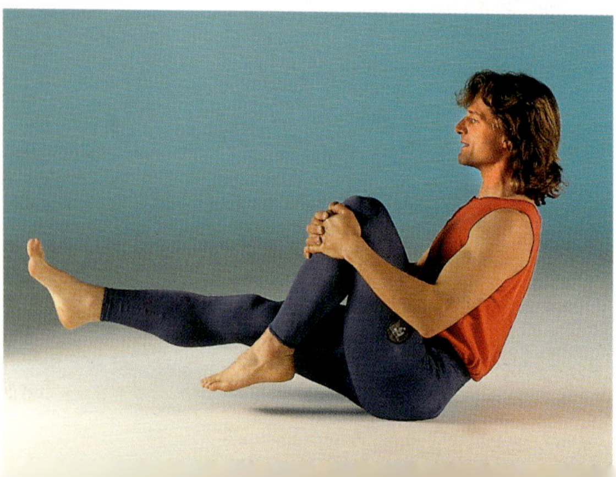

Abb. 39
Der Sitz wird somit mühelos erreicht.

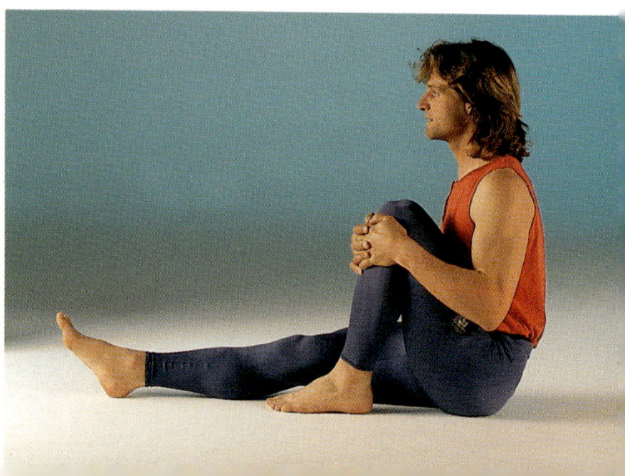

Aus der Rückenlage zum Stand

Dieser Positionswechsel beginnt wie die Drehung in die Bauchlage. Es werden also beide Arme hinter dem Kopf abgelegt, ein Bein und der gleichseitige Arm nähern sich und die Drehung über die gestreckt gebliebene Seite beginnt. Die Hand des oberen Armes stützt wiederum gegen den Boden, wobei nun der Oberkörper etwas mit aufgerichtet wird. Gleichzeitig wird der Ellenbogen der gestreckt gehaltenen Seite unter den Oberkörper gezogen, der Unterarm liegt dabei auf. Mit der weiteren Drehung wird das angebeugte Kniegelenk zunehmend belastet, die kurze Stützphase auf dem Unterarm wird zum Stütz auf die Handfläche weitergeführt.

Dabei wird das andere Bein ebenfalls angebeugt und unter den Oberkörper gezogen, bis beide Unterschenkel nebeneinanderliegen. In dieser Zwischenposition kann eine Pause erfolgen. Die Bewegung wird fortgeführt, indem man einen Fuß weiter unter den Oberkörper zieht und mit der Fußsohle aufsetzt. Die Aufrichtung erfolgt durch eine Gewichtsverlagerung nach vorne und gleichzeitigem Schub des angestellten Beines.

Dabei ist darauf zu achten, daß die Bewegung nach vorne oben und nicht nur nach oben gerichtet ist.

Wenn die Stützbelastung auf den Kniegelenken unangenehm ist, sollte die in Abb. 44 gezeigte Position ausgelassen werden. Dazu wird das unter den Oberkörper gezogene Bein gleich auf die Fußsohle aufgestellt und die Bewegung bis zum Stand zügig fortgeführt.

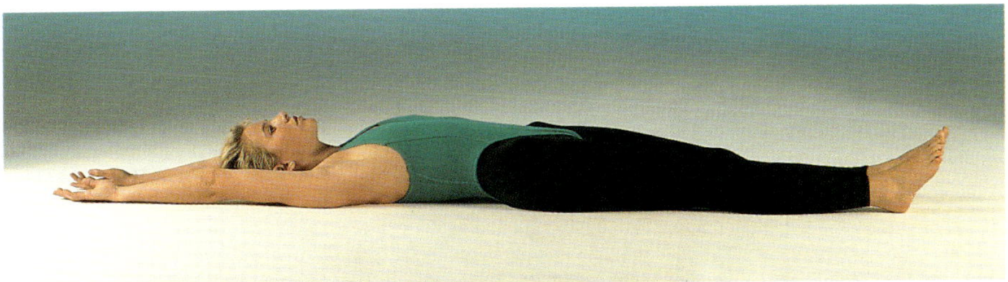

Abb. 40
In der Rückenlage werden beide Arme gestreckt über dem Kopf abgelegt. Die Beine sind ebenfalls gestreckt.

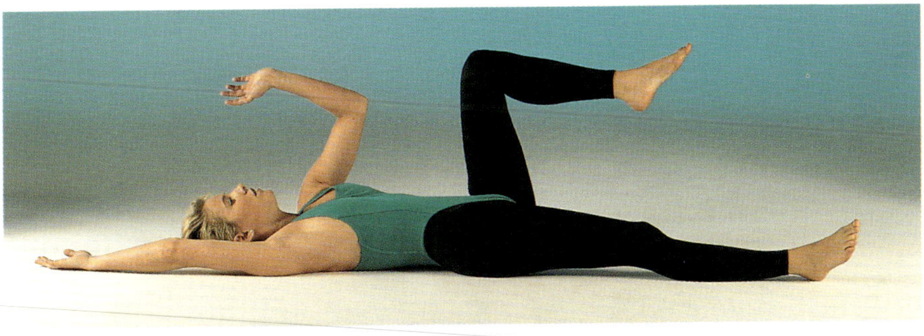

Abb. 41
Ein Bein wird bis zum rechten Winkel in Hüft- und Kniegelenk angebeugt. Der gleichseitige Arm zeigt mit dem Ellenbogen zum Oberschenkel, die Hand wird stützbereit gehalten.

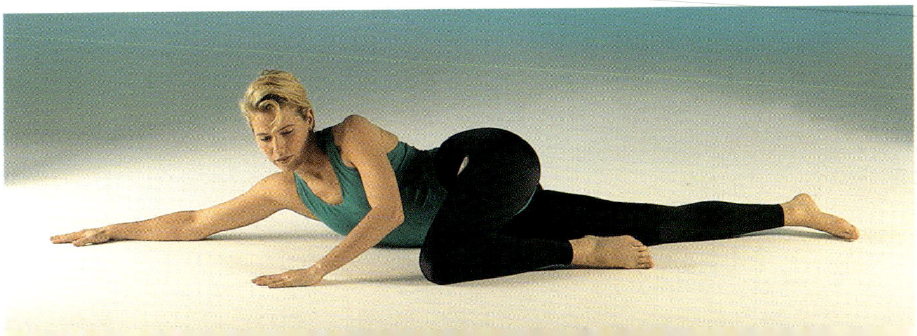

Abb. 42
Die Drehung beginnt über die gestreckte Seite, bis die stützende Hand den Oberkörper stabilisieren kann. Der Ellenbogen des anderen Armes wird unter den Oberkörper gezogen.

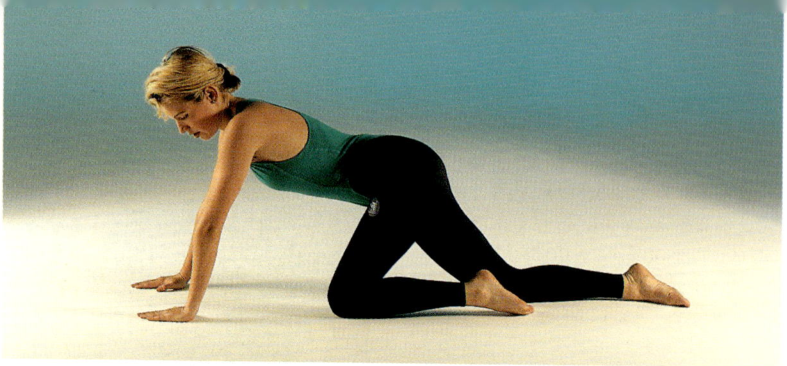

Abb. 43
Mit der weiteren Drehung wird das Becken vom Bode gelöst. Das zuvor gestreckte Bein wi ebenfalls unter de Oberkörper gezogen, welcher durch beide Hände abgestützt wird.

Abb. 44
In der Zwischenposition ist das Gewicht gleichmäßig auf die Unterschenkel und die stützenden Hände verteilt. Die Wirbelsäule ist gerade, parallel zum Boden eingestellt.

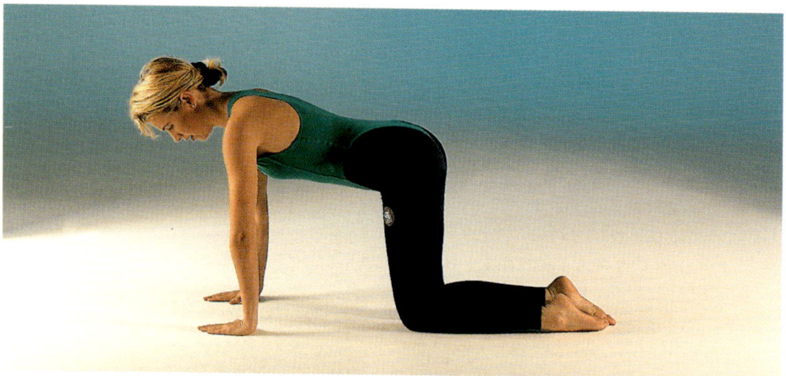

Abb. 45

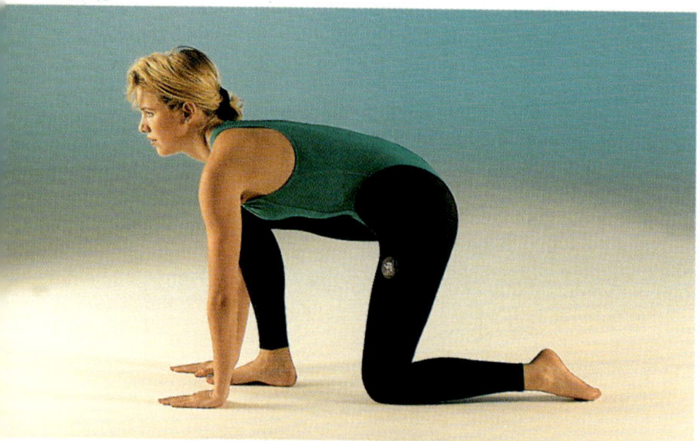

Abb. 46

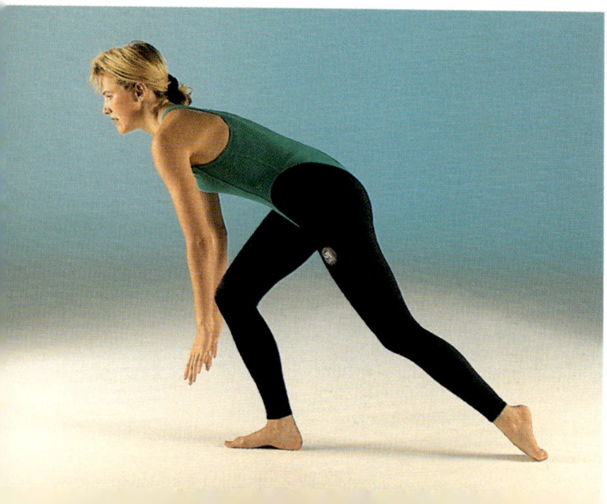

Abb. 47

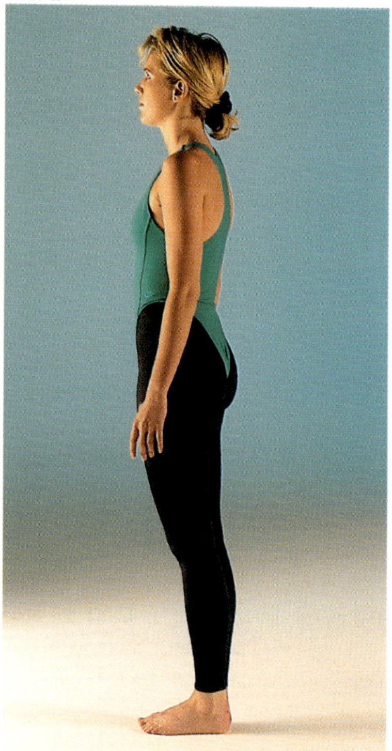

Abb. 45
Ein Bein wird unter den Oberkörper gezogen und mit der Fußsohle aufgesetzt.

Abb. 46
Das Gewicht wird zunehmend nach vorne verlagert und durch gleichzeitiges Strecken des angestellten Beines die Aufrichtung erreich

Abb. 47
Endstellung.

Aus dem Stand zum Sitzen auf einem Stuhl und zurück zum Stehen

Im Stand etwa einen halben Schritt vor dem Stuhl zeigt der Rücken zur Sitzfläche. Das Gewicht ist auf beide Fußsohlen gleichmäßig verteilt, die Arme hängen locker neben dem Körper.
Nun wird ein Fuß nach hinten zwischen die Stuhlbeine gesetzt, der Oberkörper zugleich wie ein Block etwas nach vorne genommen.
Die Kniegelenke sind leicht gebeugt und das Körpergewicht wird etwas mehr vom hinteren Bein übernommen. Dies kann durch die beginnende Muskelspannung in den Oberschenkeln gut kontrolliert werden.
Der Oberkörper wird weiter gerade gehalten und das Absitzen erfolgt ausschließlich über das Beugen der Knie- und Hüftgelenke.
Bei sehr langsamer Bewegungsausführung stellt dies für die Muskulatur der Oberschenkel, insbesondere des rückgestellten Beines, eine deutliche Kraftbeanspruchung dar. Bei mehrmaliger Wiederholung sollte die Schrittstellung gewechselt werden.
Der Wechsel vom Sitzen zurück zum Stehen wird in umgekehrter Reihenfolge des letzten Bewegungsablaufes durchgeführt. Ein Fuß wird in leichter Schrittstellung aufgesetzt, der Oberkörper mit gerader Wirbelsäule nach vorne genommen. Durch etwas stärkeren Schub des hinteren Beines erfolgt die Aufrichtung nach vorne in Schrittrichtung. Die Kontrolle über den geraden Rücken kann mit einer kleinen Hilfe erleichtert werden. Dazu sind die Hände so auf die Bauchdecke aufgelegt, daß sich der kleine Finger der oberen Hand dicht über dem Daumen der unteren Hand befindet. Während der Bewegung sollten sich beide Finger nicht berühren, der Abstand aber auch nicht vergrößern.

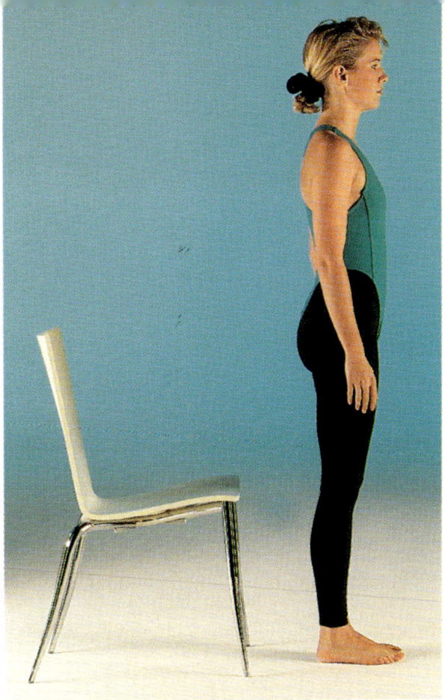

Abb. 48
Mit dem Rücken zu einem Stuhl, etwa einen halben Schritt entfernt, ist im aufrechten Stand das Gewicht auf beide Fußsohlen gleichmäßig verteilt.

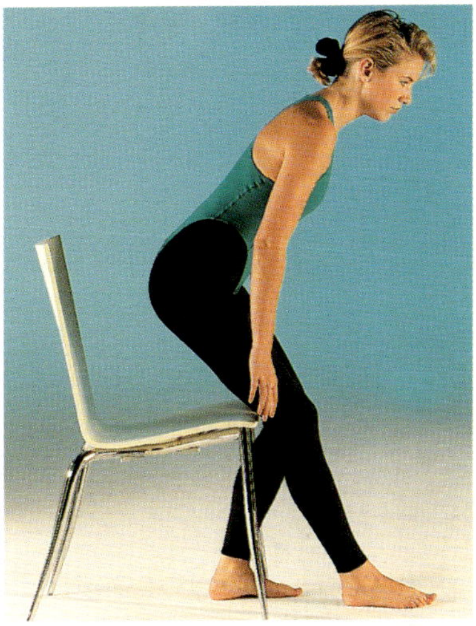

Abb. 49
Ein Fuß wird bei gleichzeitiger Beugung beider Kniegelenke zwischen die Stuhlbeine gesetzt. Das Gewicht wird zunehmend vom rückgestellten Bein übernommen.

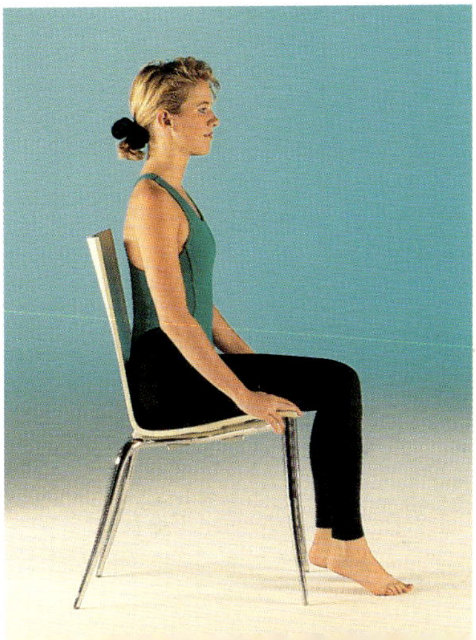

Abb. 50
Durch weitere Beugung beider Kniegelenke wird der Sitz erreicht. In der Sitzposition sollte die Wirbelsäule weiter aufrecht gehalten werden.

Abb. 51
Zur Kontrolle des ge-raden Rückens werden Hände so auf die Bauchdecke gelegt, daß der Daumen der unteren Hand und der kleine Finger der oberen Hand nur wenig Abstand voneinander haben.

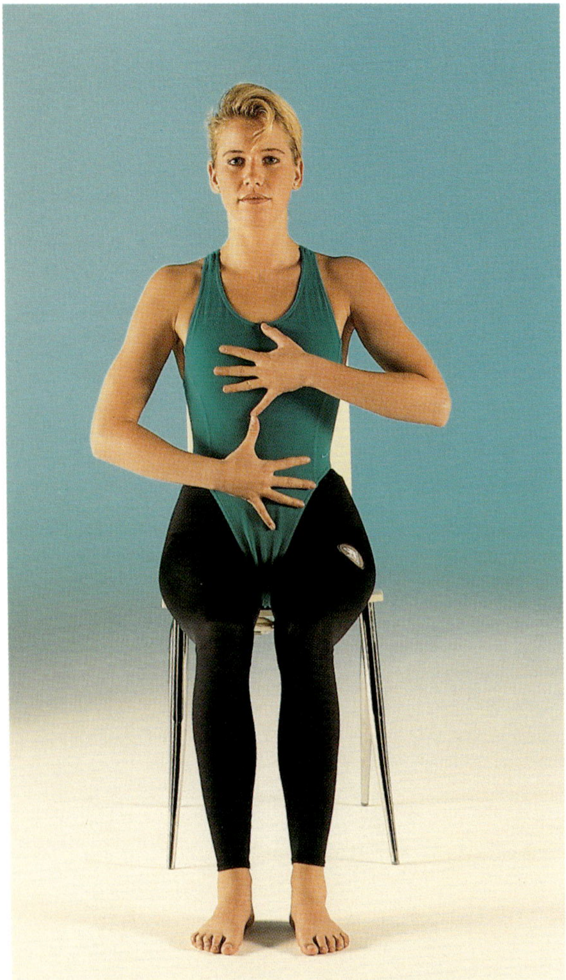

Weitere Möglichkeiten, beim Aufstehen den Rücken zu stabilisieren, ergeben sich, wenn die Hände als Stützhilfe eingesetzt werden. Dazu sind im Sitz die Füße weit auseinander aufgesetzt. Beide Hände werden zwischen die Oberschenkel am vorderen Ende der Sitzfläche aufgestützt, die Arme sind gestreckt.

Der Oberkörper und das Becken werden nach vorne geneigt, wobei die Hände zunehmend mehr Gewicht übernehmen.
Wenn das Gesäß sich von der Sitzfläche zu lösen beginnt, wird der Druck der Hände etwas verstärkt. Das Strecken der Kniegelenke führt die Aufrichtung fort. Der Moment des Aufstehens wird vom Bewegungsgefühl mitbestimmt.
Um sich darauf etwas einzustimmen, kann man mehrmals bis zu dem Punkt gehen, wo der Kontakt des Gesäßes zum Stuhl weniger wird. Dabei sollte darauf geachtet werden, daß der Oberkörper und das Becken ausschließlich über die Beugung in den Hüftgelenken vorgeneigt werden. Dies ist im Sitzen sehr gut zu kontrollieren.

Variation

Der zuletzt beschriebene Bewegungsablauf kann variiert werden, indem ein Bein als Stütze für die Hände eingesetzt wird. Ausgangsposition dazu ist wieder der Sitz, wobei jetzt die Beine parallel sind.
Beide Hände stützen auf einem Oberschenkel dicht oberhalb des Kniegelenkes. Die Fingerspitzen zeigen zueinander, die Ellenbogen folglich nach außen. Der Fuß des anderen Beines wird unter die Sitzfläche nach hinten gestellt. Das Aufstehen beginnt wie zuvor mit dem Vorneigen des Oberkörpers und des Beckens.
Wenn das Gesäß den Kontakt zur Sitzfläche verliert, stützen sich beide Hände gegen den vorderen Oberschenkel und unterstützen die weitere Aufrichtung, die zum Großteil vom vorderen Bein übernommen wird.

Abb. 52
Im Sitz auf einem Stuhl sind die Füße mehr als stuhlbreit auf dem Boden aufgesetzt. Beide Hände stützen am vorderen Ende der Sitzfläche zwischen den Oberschenkeln.

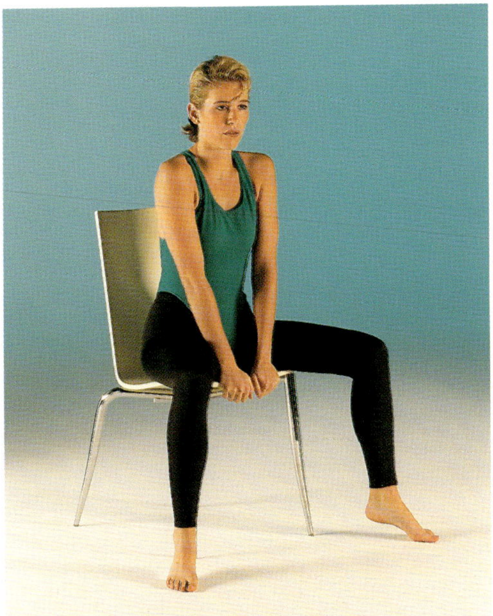

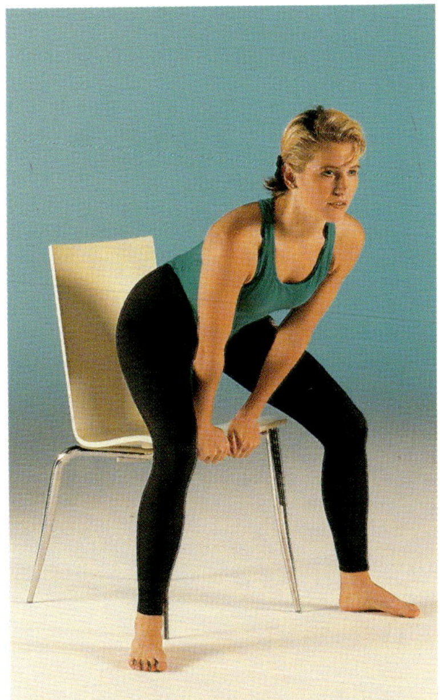

Abb. 53
Mit dem Vorneigen des Oberkörpers übernehmen die Hände zunehmend mehr Stützarbeit. Wenn das Gesäß sich von der Sitzfläche löst, erfolgt die weitere Aufrichtung durch das Strecken der Kniegelenke.

Abb. 54
Im Sitz wird ein Fuß unter den Stuhl auf die Zehenspitzen gestellt. Beide Hände stützen gegen den Oberschenkel des vorgestellten Beines.

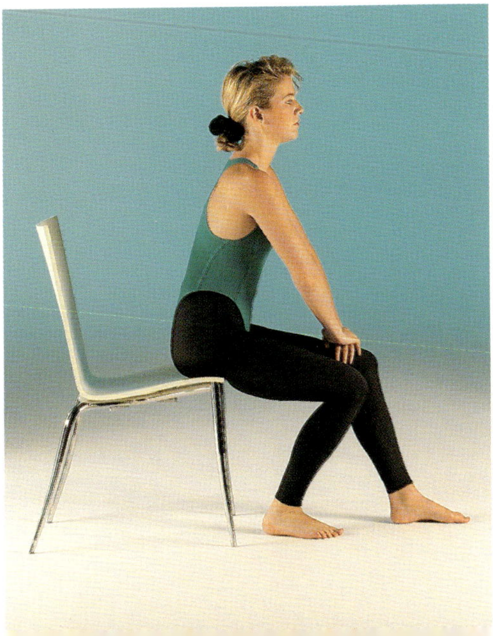

Abb. 55
Mit dem Vorneigen des Oberkörpers übernehmen die Hände zunehmend mehr Stützarbeit. Wenn das Gesäß den Kontakt zur Sitzfläche verliert, wird die weitere Aufrichtung hauptsächlich durch das vordere Bein fortgeführt.

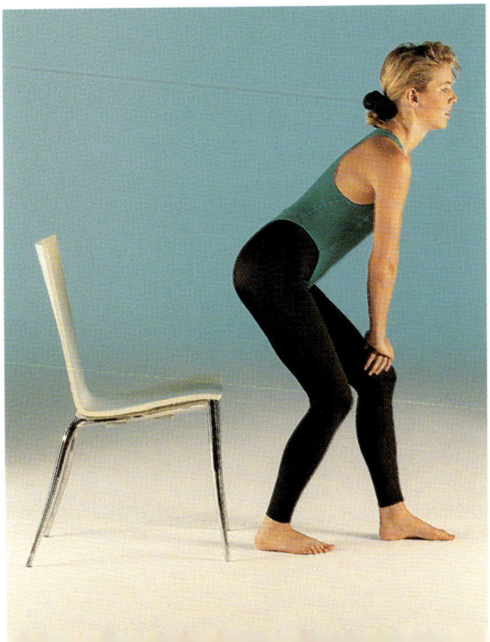

Die Kontrolle der Körperstatik

Bei der Erläuterung der Übungsinhalte (siehe S. 19) wurde bereits darauf hingewiesen, daß bestimmte Übungsformen auch zur Eigenkontrolle dienen können. Dies bedeutet jedoch nicht, daß hieraus Aussagen über den Gesundheitszustand des Bewegungsapparates gewonnen werden. Mit Hilfe dieser einfachen Prüfpositionen werden lediglich mögliche Übungsfortschritte spürbar gemacht. Um eine entsprechende Rückmeldung vom Bewegungsapparat zu erhalten, soll die Aufmerksamkeit in die jeweils beschriebene Körperregion gelenkt werden. Einige Übungen, die eine solche Erfolgskontrolle ermöglichen, sind zur besseren Übersichtlichkeit im folgenden zusammenhängend dargestellt. Sie sollten aber auch unabhängig davon in ein Gymnastikprogramm eingeordnet werden.

Beschreibung der Kontrollübungen

Stabilisation der Wirbelsäule im Stand

Ausgangsposition ist der aufrechte Stand mit geschlossenen Beinen. Das Gewicht ist gleichmäßig auf beide Fußsohlen verteilt. Die Arme werden langsam vor dem Körper angehoben, bis die Fingerspitzen senkrecht nach oben zeigen. Ohne die Ellenbogen abzuwinkeln, werden beide Arme so weit wie möglich über dem Kopf rückwärts geführt. Im Laufe der Bewegung hat man das Gefühl, daß der Brustkorb zunehmend nach vorne geschoben wird. Gleichzeitig ist zu fühlen, daß die Lendenwirbelsäule sich immer stärker in die Hohlkreuzstellung verlagert.

Abb. 56

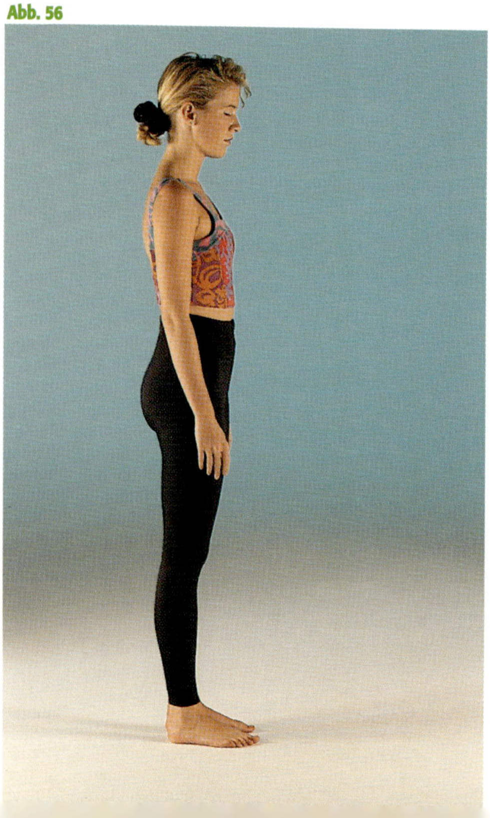

Abb. 56 Im aufrechten Stand ist das Gewicht gleichmäßig auf beide Fußsohlen verteilt. Die Arme hängen locker neben dem Körper.

Abb. 57

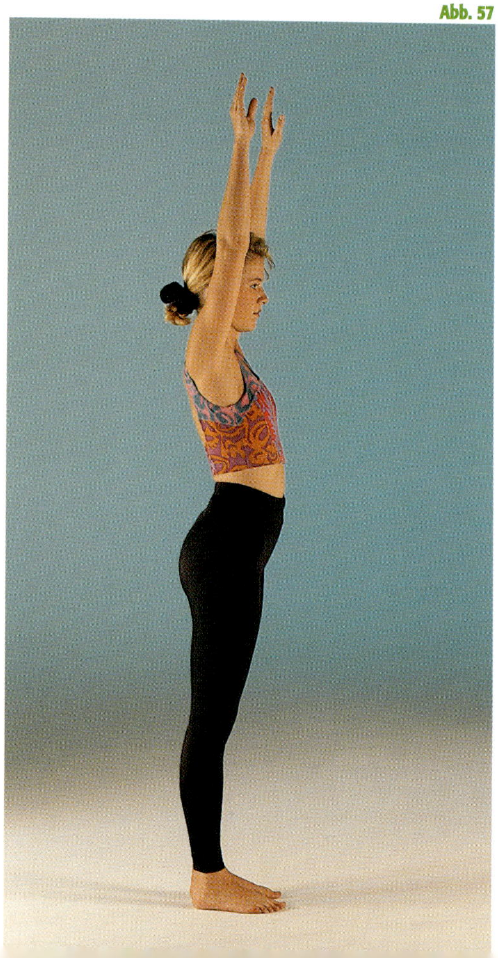

Abb. 57 Werden im aufrechten Stand die gestreckten Arme über dem Kopf nach hinten geführt, ist eine Ausweichbewegung in die Hohlkreuzposition zu beobachten.

Dieser Effekt wird um so deutlicher, je weiter die Arme nach hinten gebracht werden. Die Ursache hierfür ist meistens eine verkürzte Brustmuskulatur, welche die Schultergelenkbeweglichkeit in der geforderten Bewegungsrichtung einschränkt. Um die Arme dennoch weiter nach hinten führen zu können, übernimmt die Wirbelsäule die weitere Bewegungsfunktion.
Dieser auch als Ausweichmechanismus bezeichnete Vorgang kann durch eine Veränderung der Ausgangsposition und gezielten Muskeleinsatz bewußt verhindert werden.
Zunächst werden die Füße hüftbreit gestellt und die Kniegelenke leicht gebeut. Die Bauchmuskulatur wird zur Anspannung gebracht, indem man sich vorstellt, den Bauchnabel in Richtung Wirbelsäule zu ziehen.
Dadurch wird eine Beckenaufrichtung mit gleichzeitiger Flachstellung der Lendenwirbelsäule erreicht. Die Bewegung des Beckens kann man gut mitverfolgen, wenn beide Hände den oberen Beckenrand umfassen.
Ohne diese Position zu verlassen und ohne Aufgabe der Bauchmuskelspannung werden die Arme erneut nach oben geführt. Je nach Ausprägungsgrad der Muskelverkürzung wird die Wirkung auf die Wirbelsäule spürbar werden.
Bei starker Bewegungseinschränkung ist es nicht mehr möglich, die Arme bis zur Senkrechten anzuheben. Zudem fällt es schwer, mit Hilfe der Bauchmuskeln das Becken aufrecht zu halten.

Abb. 58
Die Füße sind etwa hüftbreit nebeneinander aufgestellt, die Kniegelenke leicht gebeugt. Durch die Bauchmuskelspannung wird eine Beckenaufrichtung erreicht.

Abb. 59
Die gestreckten Arme werden über dem Kopf nach hinten geführt. Gleichzeitig wird mit Hilfe der Bauchmuskelspannung die Position des Beckens kontrolliert.

Abb. 58
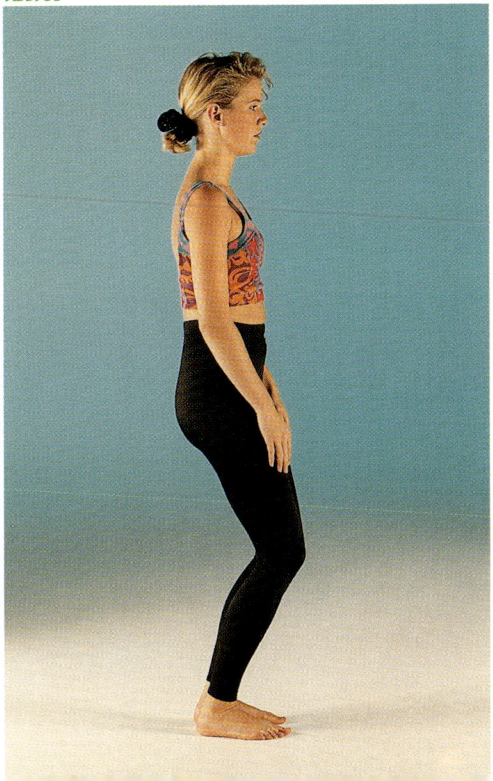

Abb. 59
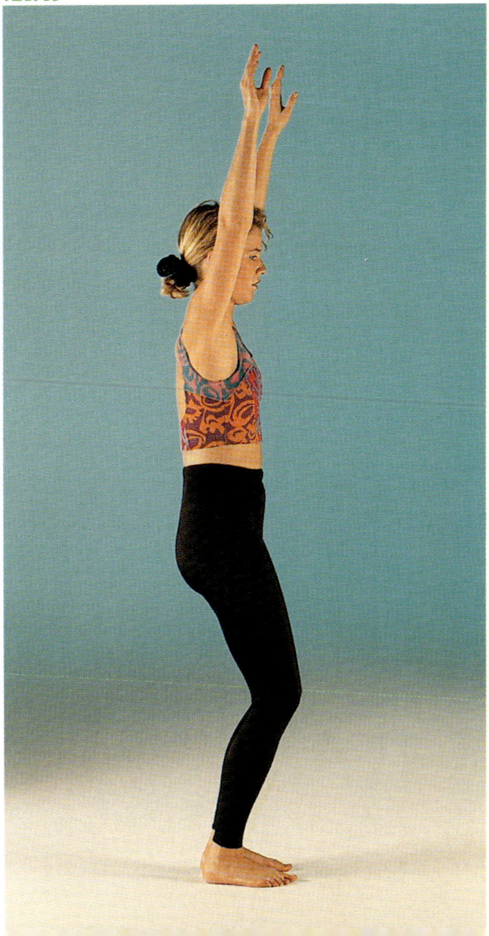

Stabilisation der Wirbelsäule im Sitzen

Ausgangsposition ist der Sitz mit angestellten Beinen, die Fußsohlen haben Kontakt zum Boden. Der Oberkörper wird etwas nach vorne geneigt und beide Ellenbogen um die Kniegelenke gelegt. So ist es möglich, sich durch den Zug der Arme aufzurichten.
Der Blick bleibt nach vorne gerichtet. Die Wirbelsäule wird gerade und man hat das Gefühl, größer und länger zu werden.
Nun ziehen die Ellenbogen immer weniger an den Kniegelenken, wobei die aufrechte Haltung nicht verlassen wird. Die Rückenmuskulatur übernimmt mehr und mehr die Stabilisation des Oberkörpers, bis die Hände schließlich neben das Gesäß abgelegt werden können. Es soll versucht werden, den aufrechten Sitz 10 Sekunden beizubehalten.
Zur Kontrolle haken sich die Ellenbogen dann nochmals an den Kniegelenken ein und durch erneuten Zug der Arme wird die Wirbelsäule aufgerichtet.
Der Unterschied zum Sitzen ohne diese Unterstützung sollte möglichst gering sein.
Fällt es sehr schwer oder ist es nicht möglich, die Aufrichtung nur mit den Rückenmuskeln zu halten, kann von einer entsprechenden Stabilisationsschwäche der Rückenmuskulatur ausgegangen werden.

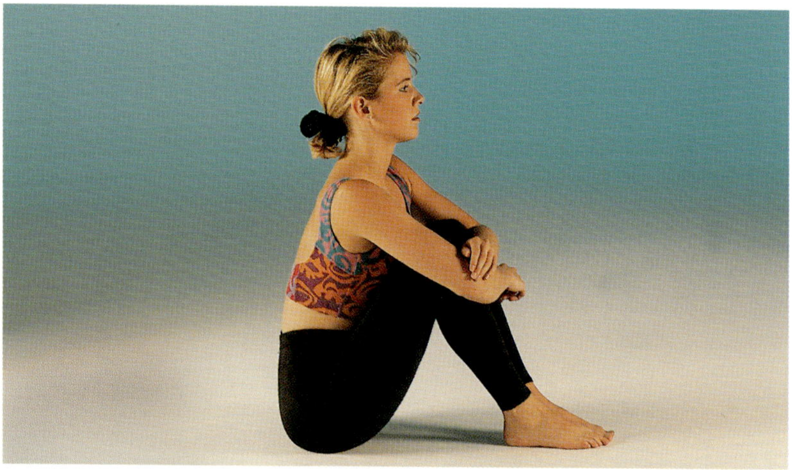

Abb. 60
Im Sitz auf dem Boden werden die Beine so weit angebeugt, daß die Ellenbogen um die Kniegelenke gelegt werden können. Durch den Zug der Arme wird die Wirbelsäule aufgerichtet.

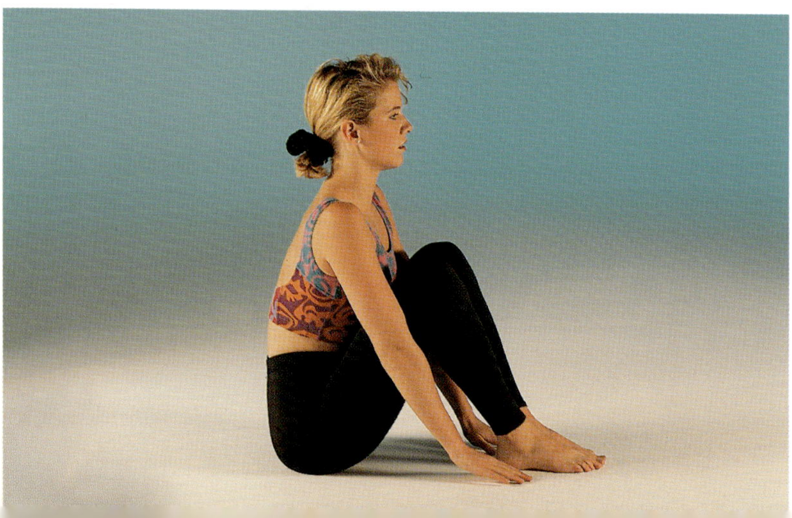

Abb. 61
Die Ellenbogen werden von den Kniegelenken gelöst, die aufrechte Sitzhaltung wird jedoch beibehalten.

Stabilisation des Beckens in der Rückenlage

Ausgangsposition ist die Rückenlage mit angestellten Beinen. Die Hände sind über dem Kopf, der je nach Bedarf mit einem flachen Kissen unterlagert ist, mit angewinkelten Ellenbogen abgelegt. Beide Beine werden zum Oberkörper herangezogen, die Kniegelenke bleiben dabei gebeugt. Durch das Anbeugen der Beine wird eine Aufrichtung des Beckens und somit eine Flachstellung der Wirbelsäule bewirkt. Der spürbare Kontakt der Lendenwirbelsäule zur Unterlage soll während der weiteren Übung beibehalten werden.
Dies wird durch einen bewußten Bauchmuskeleinsatz erreicht.

Nun erfolgt das langsame Absenken der Beine bei immer noch angebeug ten Kniegelenken. Die Kraftanforderung an die Bauchmuskulatur nimmt deutlich zu, wobei die Lendenwirbelsäule jedoch weiter gegen die Unterlage gehalten werden soll. So wie das Becken und somit auch die Wirbelsäule nicht mehr stabilisiert werden können, ist die Übung abzubrechen. Bei kräftiger Bauchmuskulatur wird dies später eintreffen als bei schwacher. Diese Übung ist nicht nur eine gute Überprüfungsmöglichkeit dieser Muskelgruppe, sondern auch eine Kräftigungsform. Mit fortschreitendem Übungserfolg wird es möglich sein, die Beine immer weiter ohne Ausweichbewegung abzusenken.

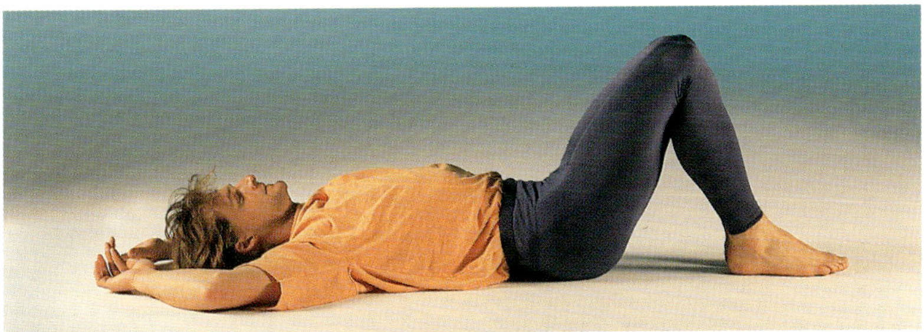

Abb. 62
In der Rückenlage werden die Beine angestellt, die Arme sind mit gebeugten Ellenbogen über dem Kopf abgelegt.

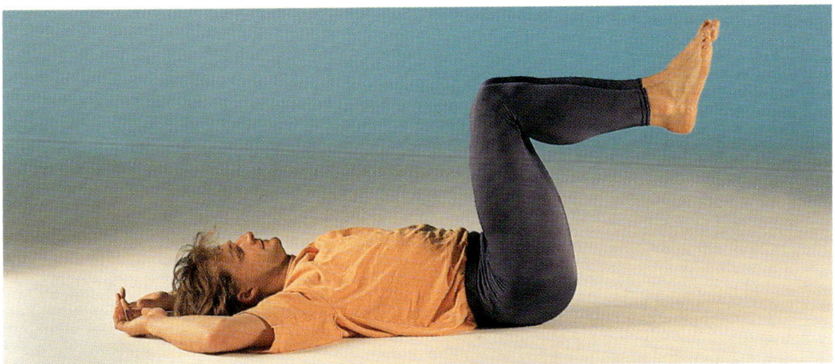

Abb. 63
Das Anbeugen der Beine bewirkt eine weitere Beckenaufrichtung und Flachstellung der Lendenwirbelsäule.

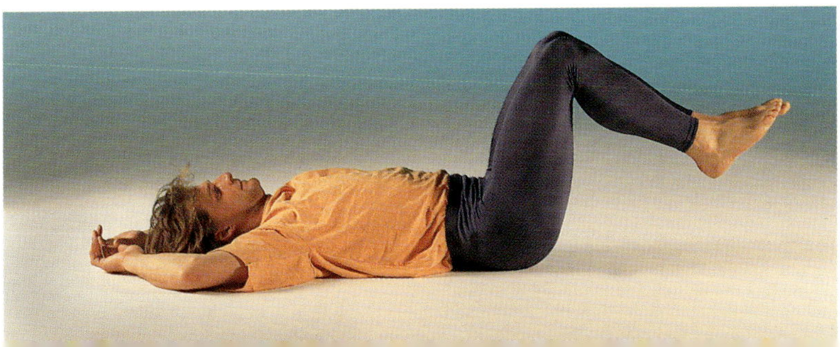

Abb. 64
Die Bauchmuskulatur hält die Beckenaufrichtung, während die Füße langsam zum Boden zurückgeführt werden. Die Kniegelenke bleiben dabei gebeugt.

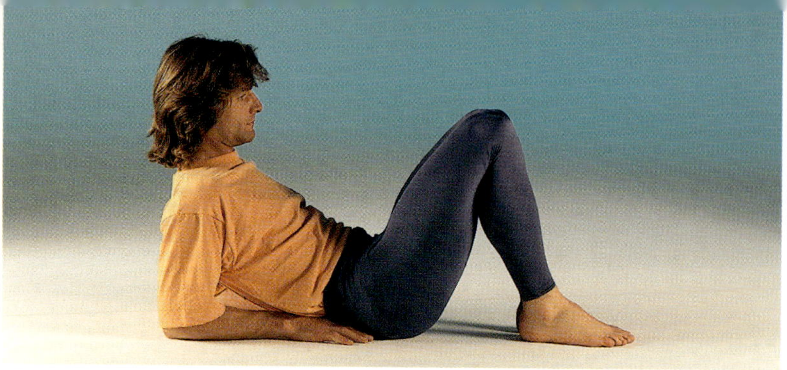

Abb. 65
Die Unterarme und die Ellenbogen stützen den Oberkörper, die Beine sind angestellt.

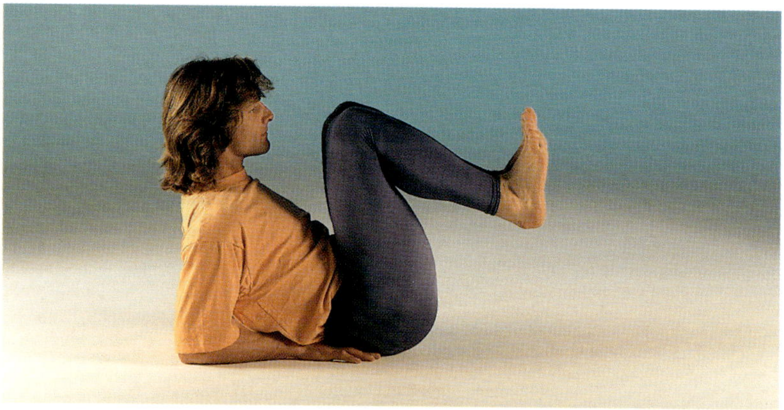

Abb. 66
Das Anbeugen der Beine bewirkt eine weitere Beckenaufrichtung und Rundung der Wirbelsäule zum Boden.

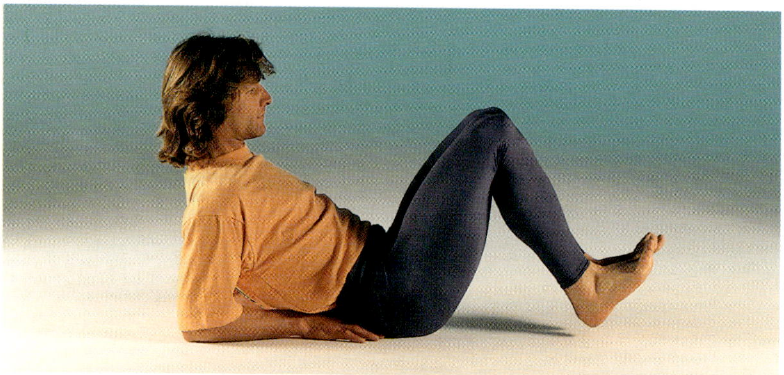

Abb. 67
Die Bauchmuskulatur hält die Beckenaufrichtung, während die Füße langsam zum Boden zurückgeführt werden. Die Kniegelenke bleiben dabei gebeugt.

Variation

Bereitet die Durchführung der Übung aus der Rückenlage Schwierigkeiten, sollte sie folgendermaßen abgewandelt werden.

Die Ausgangsposition ist dann der Unterarmstütz in der Rückenlage mit angestellten Beinen.

Die Ellenbogen befinden sich dabei unter den Schultergelenken.

Wenn die Beine zum Oberkörper herangezogen sind, sollen die Bauchmuskeln wie zuvor bewußt eingesetzt werden. Dabei kann die Vorstellung hilfreich sein, den Rücken rund zu machen. Das Absenken der angebeugten Beine erfolgt wiederum langsam und wird an der Stelle abgebrochen, wo die Bauchmuskeln die Position des Beckens und der Wirbelsäule nicht mehr halten können.

Stabilisation der Wirbelsäule in der Rückenlage

In der Rückenlage kann, genauso wie im aufrechten Stand, durch das Rückführen der Arme eine Ausweichbewegung der Wirbelsäule bewirkt werden. Auf dem Rücken liegend, sind die Beine gestreckt, die Hände liegen neben dem Gesäß, der ganze Körper ist möglichst entspannt. Die gestreckten Arme werden langsam über dem Kopf nach hinten abgelegt. Mit fortschreitender Bewegung spürt man, wie der Brustkorb leicht nach oben gezogen wird und die Lendenwirbelsäule stärker in Richtung Hohlkreuzstellung ausweicht.

Die Ursache für diesen Effekt ist die gleiche, wie sie für die Kontrollübung im Stand beschrieben wird (siehe S. 34). Die Stabilisation der Wirbelsäule ist in der Rückenlage wesentlich einfacher zu erreichen als im Stand. Dazu werden die Beine angebeugt, bis die Fußsohlen Kontakt zum Boden bekommen. Die Zehenspitzen werden in Richtung der Schienbeine gezogen, so daß die Füße nur noch mit den Fersen aufstützen. Durch einen leichten Schub der Fersen gegen den Boden wird das Becken aufgerichtet und die Lendenwirbelsäule flachgestellt.

Ein bewußter Bauchmuskeleinsatz unterstützt dies. Nun können die Arme ohne Ausweichbewegung der Wirbelsäule über dem Kopf abgelegt werden. Mit diesem Beispiel läßt sich eine vorhandene Stabilisationsschwäche weniger gut spürbar machen als mit den bisher genannten. Die Ausweichbewegung kann mit wenig Krafteinsatz verhindert werden, der zu erwartende Übungseffekt ist gering. Trotzdem ist diese Bewegungsaufgabe gut dazu geeignet, den Einfluß auch einfacher Bewegungen auf die Statik des Bewegungsapparates nachvollziehbar zu machen.

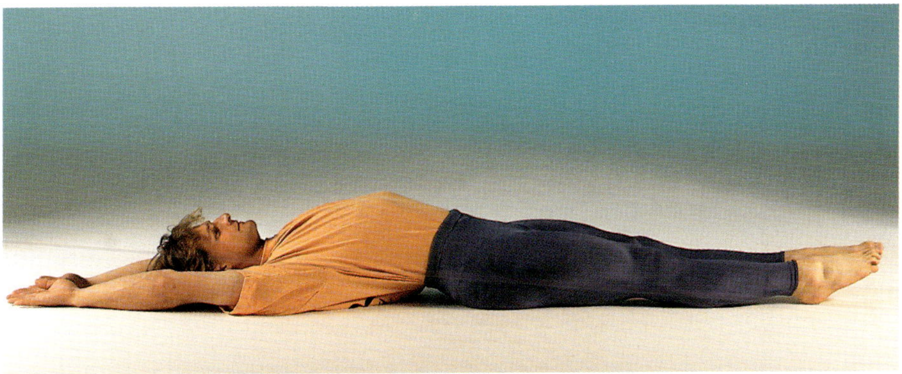

Abb. 68
Werden in der Rückenlage die gestreckten Arme über dem Kopf nach hinten abgelegt, erfolgt eine Ausweichbewegung der Lendenwirbelsäule im Sinne der Hohlkreuzstellung.

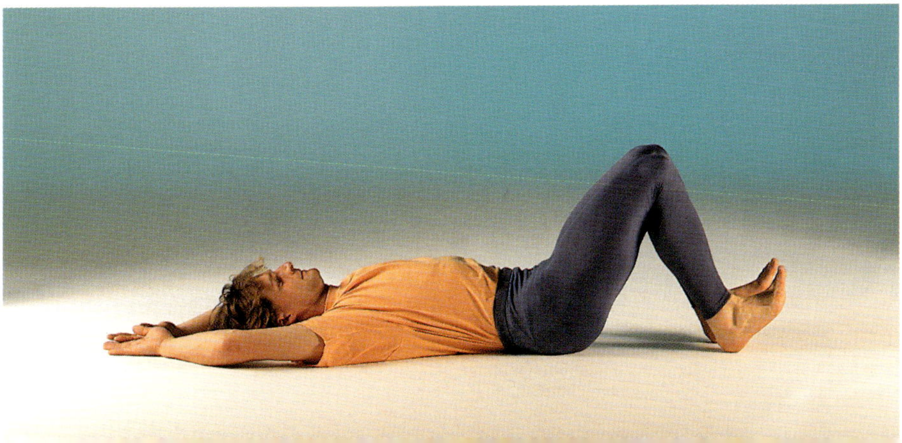

Abb. 69
Beide Beine werden angestellt und die Zehenspitzen in Richtung der Schienbeine gezogen. Durch den Druck der Fersen schräg nach unten gegen den Boden wird das Becken aufgerichtet und die Wirbelsäule flachgestellt.

Die Wirkung einfacher Entspannungsübungen auf die Körperstatik

Das zu beobachtende Ausweichen der Wirbelsäule beim Anheben der Arme über Kopf kann sowohl im Stand als auch in der Rückenlage durch eine Verkürzung der Brustmuskulatur begründet werden.

Gemäß den eingangs entwickelten Prinzipien der Funktionellen Gymnastik sollte diese Muskelgruppe gedehnt werden. Eine entsprechende Übung wird an anderer Stelle noch beschrieben (siehe S. 55). Neben den gezielten Muskeldehnungen besteht auch die Möglichkeit, durch einfache Entspannungsübungen die Muskulatur zu beeinflussen.

Mit dem folgenden Beispiel soll aufgezeigt werden, daß auch dies spürbar gemacht werden kann.

Die Bewegungsfolge beginnt wie die zuletzt beschriebene Übung (Abb. 68). In der Rückenlage mit gestreckten Beinen werden die Arme nochmals über dem Kopf nach hinten genommen. Man sollte versuchen, die dadurch bewirkte Ausweichbewegung in der Brust- und Lendenwirbelsäule bewußt wahrzunehmen. Nun werden die Arme wieder neben das Gesäß abgelegt und beide Beine angestellt. Die Kniegelenke fallen nach außen, die Fußsohlen zeigen folglich zueinander. Beide Hände werden so auf die Bauchdecke gelegt, daß eine möglichst große Kontaktfläche entsteht. Die so erreichte Position sollte möglichst entspannt eingenommen werden können. Ist dies nicht möglich, muß sie entsprechend korrigiert werden.

Die Aufmerksamkeit wird nun an die Kontaktfläche der Bauchdecke mit den Händen gelenkt. Der Atemrhythmus, der mit dem Heben und Senken des Bauches verbunden ist, ist hier gut zu verfolgen. Während der nächsten Minuten soll nun versucht werden, die Einatmung gegen die aufliegenden Hände zu lenken. Der Atemstrom bleibt dabei ruhig und gleichmäßig, die Ausatmung geschieht passiv.

Hat man das Gefühl, daß sich die Hände mit der Atmung in einem gleichmäßigen Rhythmus auf- und abbewegen, läßt man die Hände wieder neben das Gesäß gleiten. Die Knie werden wieder geschlossen und ein Bein nach dem anderen ausgestreckt.

Wie zu Beginn werden beide Arme wieder angehoben und hinter dem Kopf abgelegt. Mögliche Veränderungen des Bewegungsgefühles oder auch des Lageempfindens können nun mit der Ausgangssituation verglichen werden.

Da erfahrungsgemäß sehr unterschiedliche Rückmeldungen des Bewegungsapparates wahrzunehmen sind, soll hier keine Vorgabe formuliert werden.

Die beschriebene Entspannungsübung kann als kleine Erholungspause in jedes Gymnastikprogramm eingefügt werden, das einen Übungsteil in der Rückenlage beinhaltet.

Abb. 70
In der Rückenlage sind beide Beine so weit angestellt, daß die Lendenwirbelsäule flach aufliegt. Die Hände liegen neben dem Gesäß.

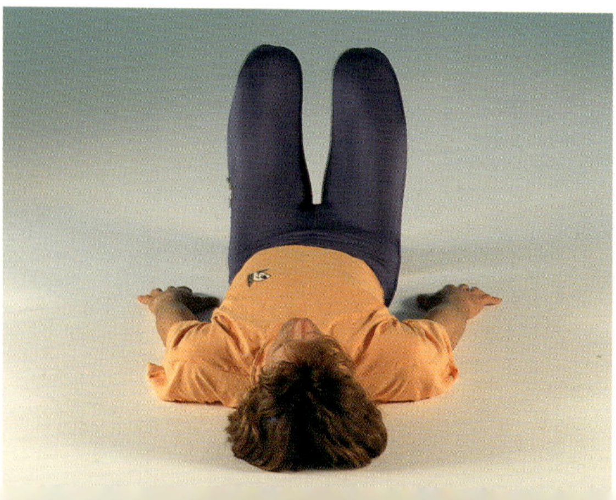

Abb. 71
Beide Hände werden so auf den Bauch gelegt, daß eine möglichst große Kontaktfläche entsteht. Die Kniegelenke fallen nach außen.

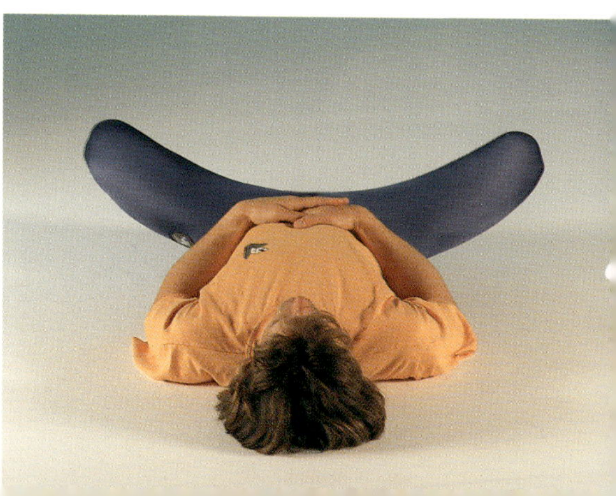

Komplexe Übungsformen aus verschiedenen Ausgangspositionen

In den beiden Übungsabschnitten »Wechsel in die verschiedenen Ausgangspositionen« und »Kontrolle der Körperstatik« wurden Bewegungsfolgen beschrieben, die neben ihrer Wirkung auf den Bewegungsapparat auch noch weitere Übungszwecke erfüllen.
Dabei stand sowohl bei den verschiedenen Möglichkeiten der Positionswechsel als auch bei den Übungen, die zur Erfolgskontrolle eingesetzt werden können, stets die Körperwahrnehmung im Mittelpunkt. Wie auf Seite 19 betont wurde, ist dies möglicherweise ein ungewohnter Umgang mit der Gymnastik und erfordert ein wenig Geduld.
Da die Wirkung der Übungen ganz entscheidend von einer sorgfältigen Umsetzung abhängt, sei an dieser Stelle nochmals an das zu Beginn formulierte Prinzip: »Stets langsam und genau üben« erinnert.
Auch im weiteren Praxisteil sollte immer wieder geprüft werden, in welchen Körperpartien die einzelnen Übungen zur Anspannung führen oder das Gefühl der Dehnung vermitteln.
Die Übungen sind nicht hinsichtlich ihrer primär stabilisierenden oder mobilisierenden Wirkung geordnet; vielmehr orientiert sich die Reihenfolge an den Ausgangsstellungen. Diese sollte möglichst über die beschriebenen Bewegungsabläufe erreicht werden, um die Gesamtkonzeption des Buches zu wahren.
Für beinahe alle Übungen in der Rücken- und Seitenlage empfiehlt sich die Unterlagerung des Kopfes mit einem flachen Kissen.
In der Bauchlage kann im Einzelfall die Unterpolsterung mit einem ebenfalls flachen Kissen oberhalb der Beckenknochen hilfreich sein.
Die Abbildungen zeigen die Übungsausführungen nur auf einer Körperseite, an der sich auch die Übungsbeschreibungen orientieren. Die einzelnen Übungen sollten jedoch stets für beide Seiten gleich ausgeführt werden.

Übungen in der Rückenlage

Drehdehnlagerung über die Beine

In der Rückenlage sind die Beine so weit angestellt, daß die Fußsohlen Kontakt zum Boden haben. Die Hände liegen neben dem Gesäß.
Nun werden die Unterarme bei rechtwinklig gebeugten Ellenbogen neben dem Kopf abgelegt. Beide Kniegelenke sinken zugleich langsam zu einer Seite, bis das untere Bein den Boden berührt. Der Schultergürtel und die Arme behalten dabei Kontakt zur Unterlage.
Die Bewegung der Beine überträgt sich auf das Becken und die unteren Abschnitte der Wirbelsäule, daß diese sich vom Boden lösen. Die so erreichte Endstellung wird einige Atemzüge beibehalten. Danach werden die Kniegelenke langsam zurück in die Ausgangsstellung und dann zur anderen Seite geführt.

Dehnung der Hüftbeuge- und Gesäßmuskulatur

Die Ausgangsstellung ist wie zuvor die Rückenlage mit angestellten Beinen.
Nun wird ein Bein weiter im Hüftgelenk gebeugt, das andere lang auf dem Boden ausgestreckt. Beide Hände umgreifen das Kniegelenk des angebeugten Beines und ziehen den Oberschenkel so dicht wie möglich zum Oberkörper.
Das gestreckte Bein wird kräftig gegen den Boden gedrückt. Danach die Beine wechseln und die Übung wiederholen.

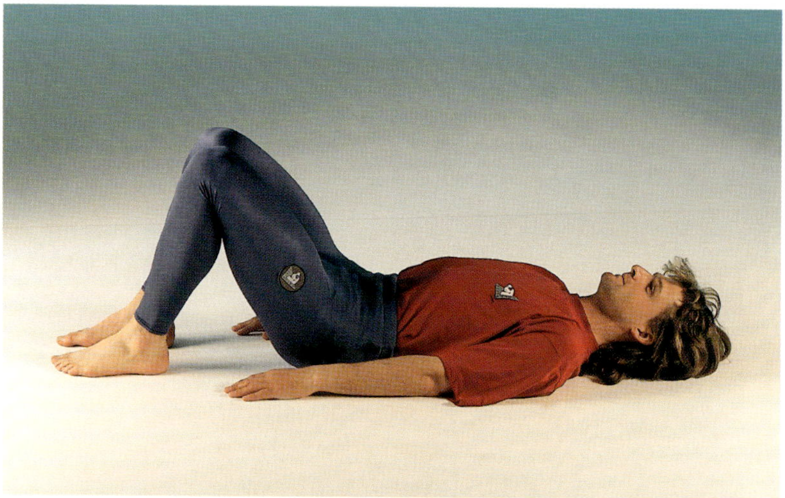

Abb. 72
In der Rückenlage sind beide Beine angestellt, die Hände liegen neben dem Gesäß.

Abb. 73
Die Arme werden mit rechtwinklig gebeugten Ellenbogen über dem Kopf abgelegt.

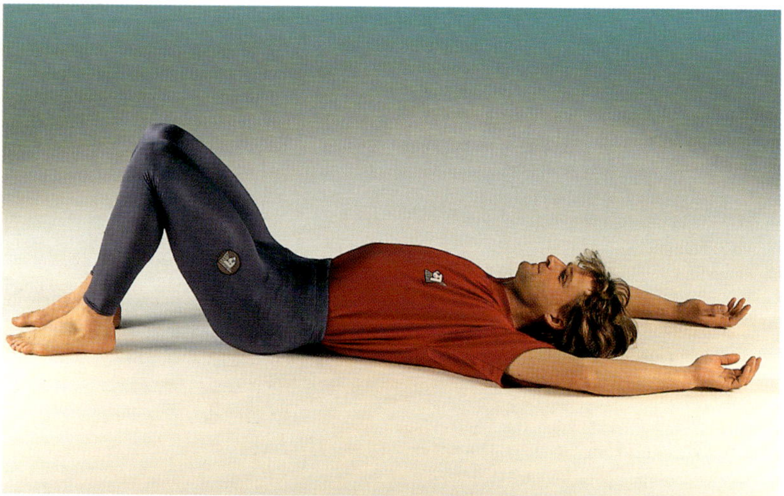

Abb. 74
Beide Kniegelenke sinken zu einer Seite, bis das untere Bein den Boden berührt. Der Schultergürtel und die Arme bleiben dabei möglichst liegen.

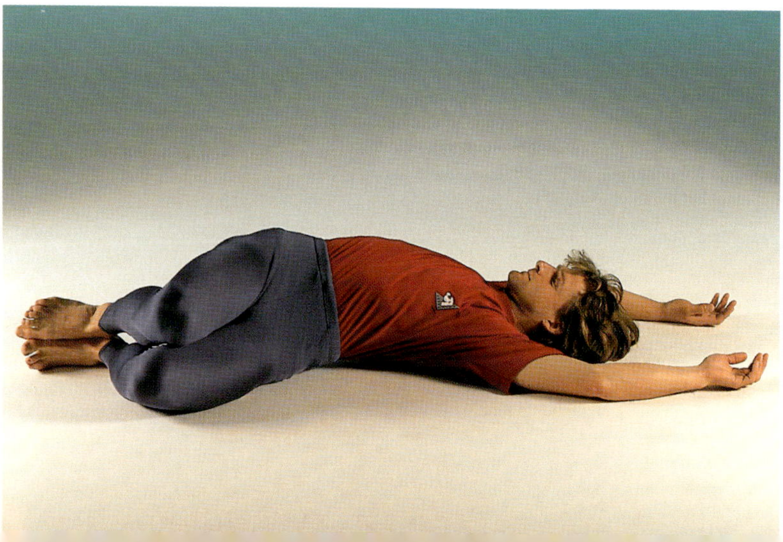

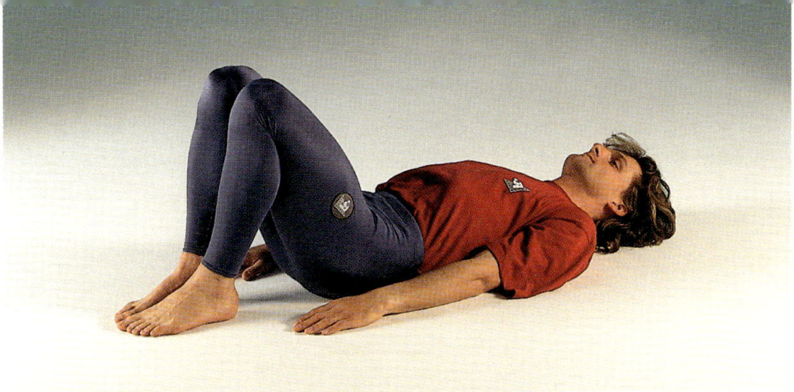

Abb. 75
In der Rückenlage sind beide Beine angestellt, die Hände liegen neben dem Gesäß.

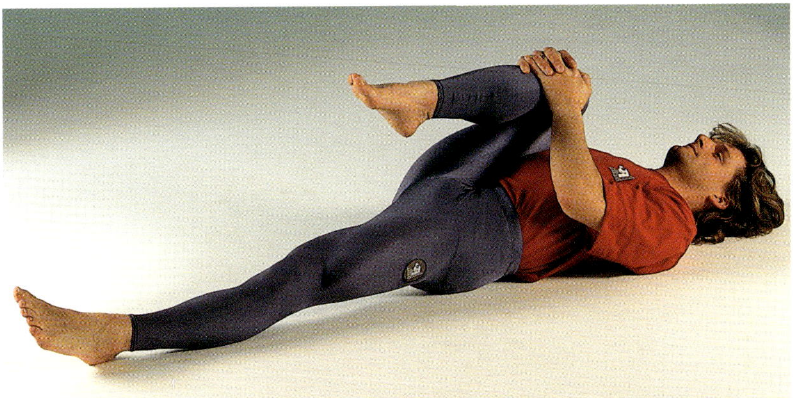

Abb. 76
Ein Bein wird angebeugt, wobei beide Hände das Kniegelenk umfassen und den Oberschenkel zum Oberkörper ziehen. Das andere Bein wird ausgestreckt und kräftig gegen den Boden gedrückt.

Dehnung weiterer Anteile der Gesäßmuskulatur

Aus unveränderter Ausgangsstellung wird wiederum ein Bein angebeugt und das andere gestreckt abgelegt.
Nun greift die dem gebeugten Bein gegenüberliegende Hand zum Kniegelenk und zieht es über die Körperdiagonale in Richtung des Schultergelenkes. Dementsprechend ist auf der Abbildung die linke Hand am rechten Kniegelenk und zieht dieses zur linken Schulter.
Die Dehnung sollte nicht zum Abheben der Gesäßhälfte des angebeugten Beines führen.

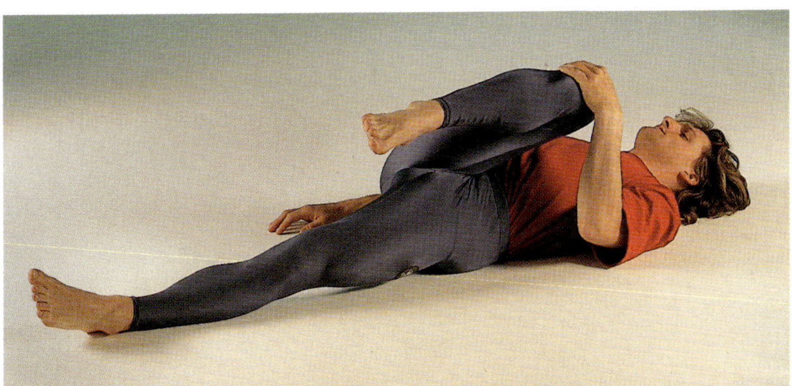

Abb. 77
Ein Bein wird angebeugt, die gegenüberliegende Hand zieht das Kniegelenk auf der Körperdiagonalen zur Schulter.

Drehdehnlagerung über den Oberkörper

In bequemer Seitenlage sind Knie- und Hüftgelenke angebeugt.
Der Kopf ist mit einem flachen Kissen unterlagert. Das unten liegende Bein wird ausgestreckt, das obere gleichzeitig etwas mehr angebeugt. Der Rücken und das gestreckte Bein sollten sich nun auf einer Linie befinden. Ohne die Position der Beine zu verändern, werden Oberkörper und Arme in die Rückenlage gedreht. Der Kopf folgt der Bewegung, bis der Blick nach oben gerichtet ist.
Die Arme sind so abgelegt, daß bei rechtwinklig gebeugten Ellenbogen die Oberarme im rechten Winkel zum Oberkörper liegen. Die Handflächen zeigen

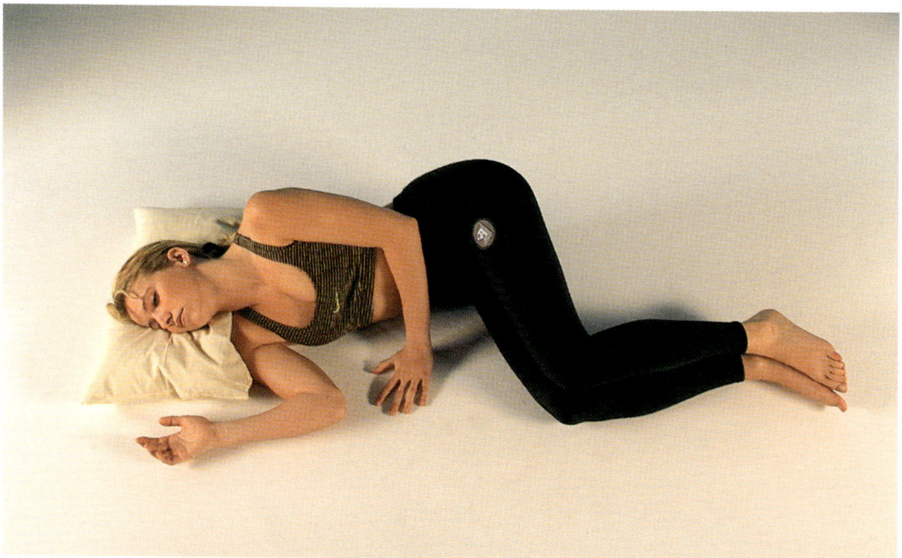

Abb. 78
In der Seitenlage sind die Knie- und Hüftgelenke angebeugt, der Kopf kann mit einem flachen Kissen unterlagert werden.

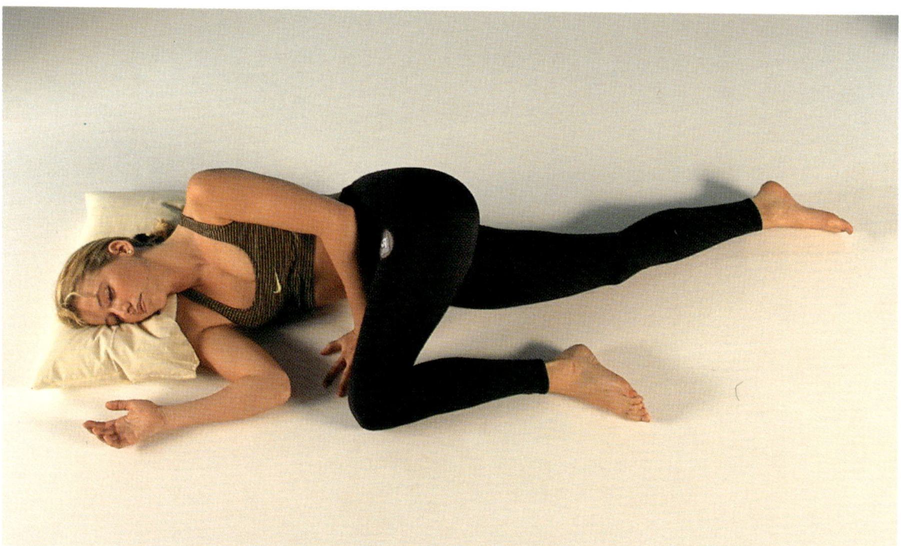

Abb. 79
Das untere Bein wird auf die gerade Verlängerung des Rückens ausgestreckt. Das obere Bein bleibt gebeugt und wird auf den Boden abgelegt.

nach oben. Diese Position wird für mehrere Atemzüge beibehalten, wobei die Einatmung gezielt in die aufgedrehte Körperhälfte gelenkt werden kann.
Erst dann auf die andere Seite wechseln. In der Drehdehnlagerung soll die Atmung nicht behindert sein.
Die Drehung erfolgt jeweils nur so weit, wie dies beschwerdefrei möglich ist.

Variation

Eine verstärkte Dehnung ergibt sich, wenn beide Arme gestreckt über Kopf abgelegt und gegen den Boden gedrückt werden.
In beiden Endpositionen soll das Kniegelenk des gebeugten Beines nicht vom Boden abgehoben werden.

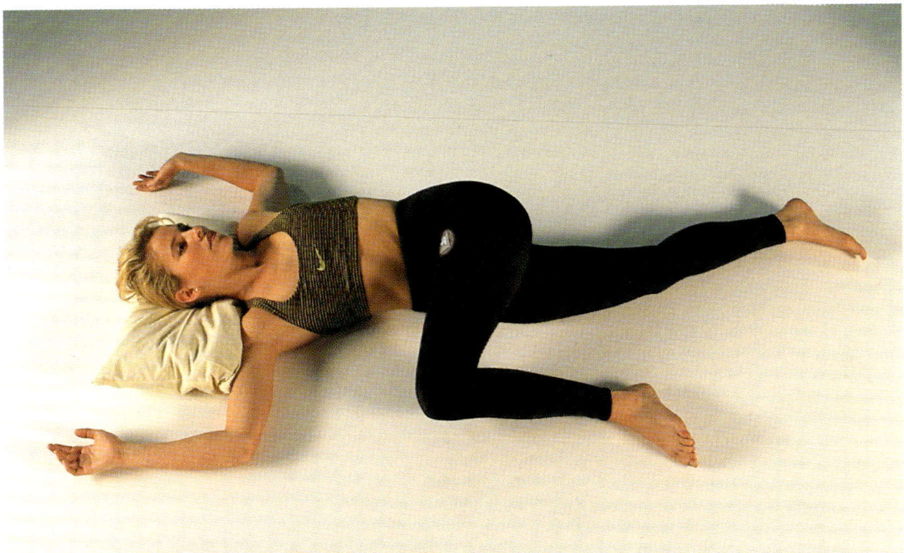

Abb. 80
Ohne die Position der Beine zu verändern, wird der Oberkörper zurückgedreht. Die Arme werden mit rechtwinklig gebeugten Ellenbogen abgelegt, die Oberarme bilden mit dem Oberkörper ebenfalls einen rechten Winkel.

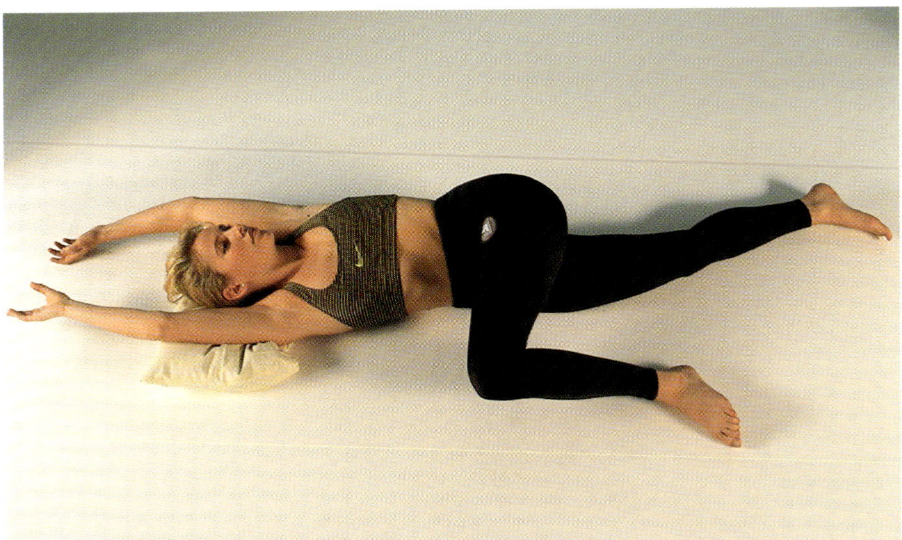

Abb. 81
Bei zurückgedrehtem Oberkörper werden die Arme gestreckt über dem Kopf abgelegt und gegen den Boden gedrückt.

Becken- und Rumpfstabilisation

Um den Bewegungsablauf nicht zu behindern, wird bei der folgenden Übung auf die Unterlagerung des Kopfes mit einem Kissen verzichtet.
Die Ausgangsposition ist die Rückenlage mit angestellten Beinen, die Hände liegen neben dem Gesäß.
Nun werden beide Beine abgehoben und die Kniegelenke zum Brustkorb gezogen. Die Arme sind so gehalten, daß die Handflächen sich über den Knien befinden, diese aber nicht berühren. Aus dieser Zwischenposition erfolgt die Drehung des ganzen Körpers auf eine Seite, wobei das untere Bein und gleichzeitig der obere Arm nach hinten gestreckt werden. Das Kniegelenk des oben liegenden Beines und der Ellenbogen des unteren Armes nähern sich. Dabei wird das Gleichgewicht weder mit dem angebeugten Bein noch mit dem unteren Arm abgestützt. Die so erreichte Endposition soll kurz gehalten werden.
Danach erfolgt die langsame Drehung über die Zwischenposition auf die andere Seite.
Die Übung fordert nicht nur die Kraft der becken- und rumpfstabilisierenden Muskulatur, sondern zugleich eine gute Bewegungskoordination. Dies kann zu Beginn Ausführungsschwierigkeiten bedingen. Erfahrungsgemäß ist es jedoch nach kurzer Zeit möglich, die Bewegung fließend zu bewältigen.

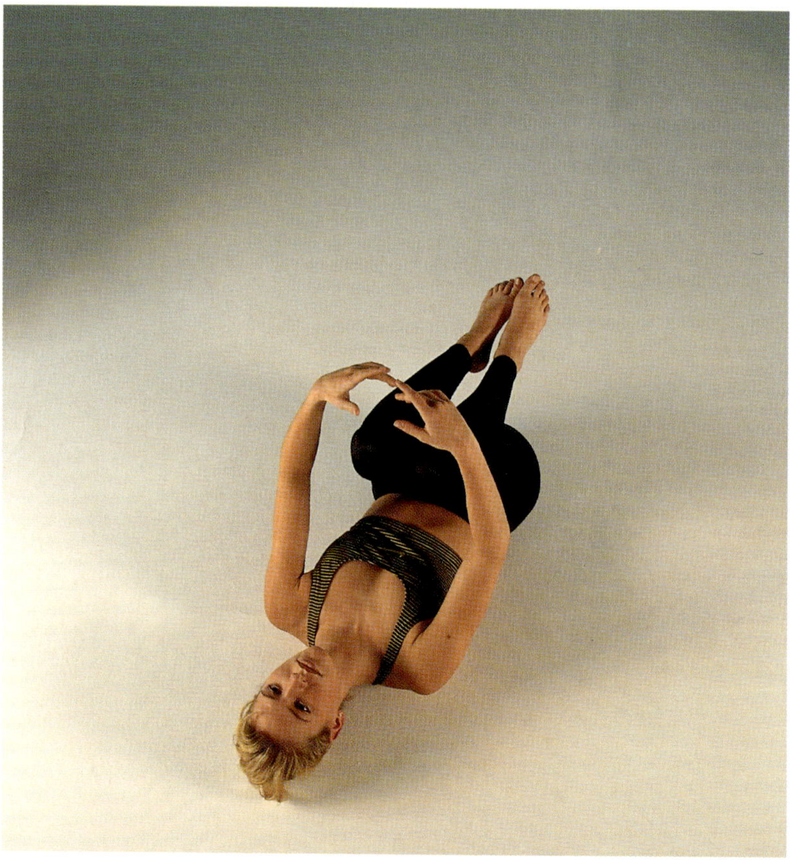

Abb. 82
In der Rückenlage werden beide Beine so weit angebeugt, daß sich die Kniegelenke über dem Brustkorb befinden. Die Arme werden so gehalten, daß die Hände über den Kniegelenken sind.

bb. 83
Vährend der Körper uf eine Seite edreht wird, rfolgt gleichzeitig ie Streckung des nteren Beines und es oberen Armes. as obere Bein wird ngebeugt, wobei er Ellenbogen des nteren Armes em Kniegelenk ntgegenkommt.

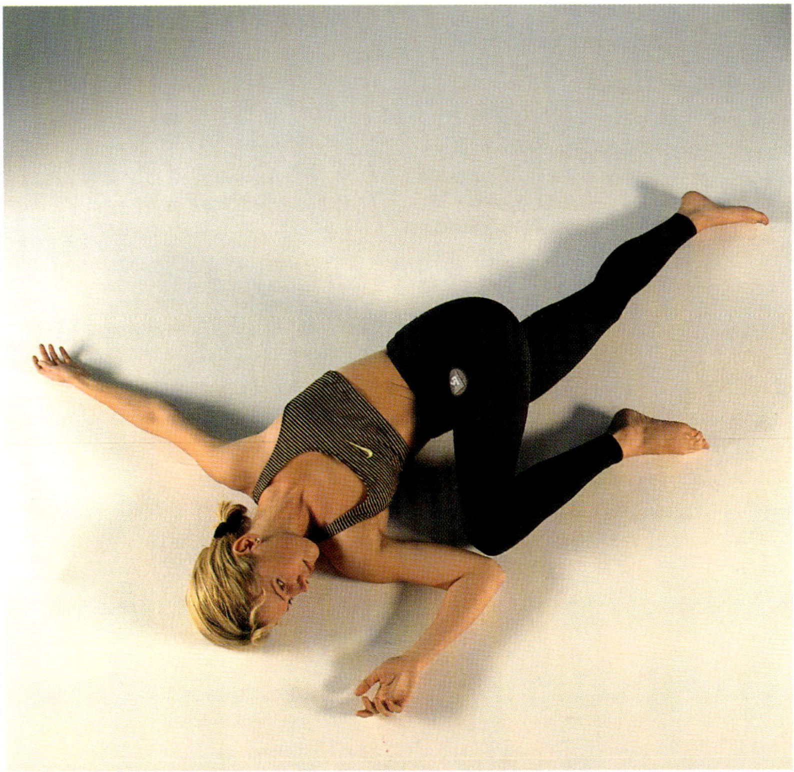

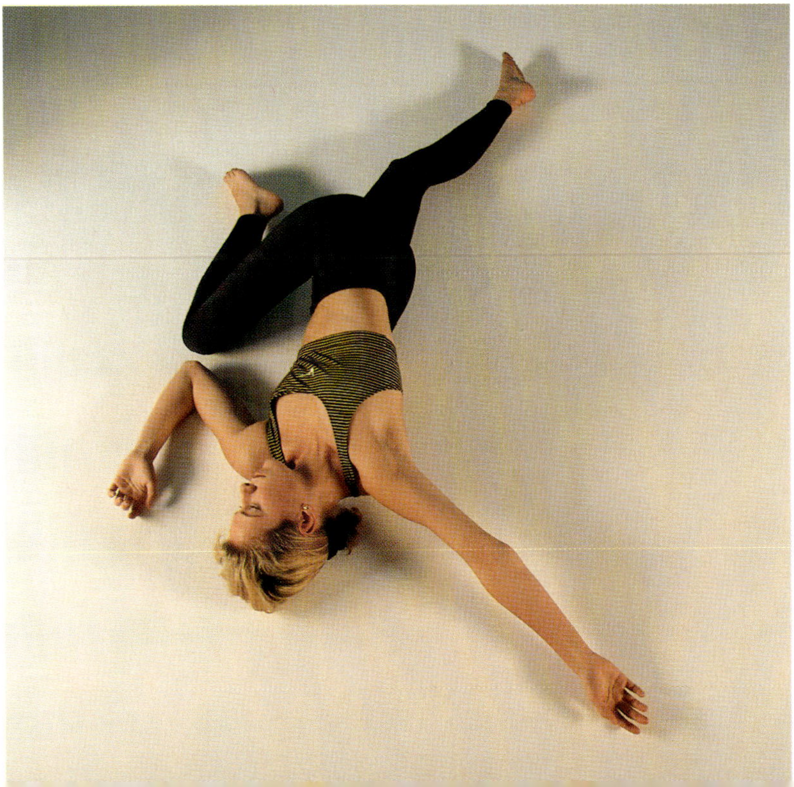

Abb. 84
Über die in Abb. 82 dargestellte Rückenlage erfolgt der Wechsel auf die andere Seite.

Abb. 85
In der Seitenlage sind die Knie- und Hüftgelenke angebeugt, der Kopf kann mit einem flachen Kissen unterlagert werden.

Abb. 86
Mit der Streckung des oberen Beines wird das untere etwas stärker angebeugt. Der Oberkörper wird zum Boden gedreht, die Arme mit rechtwinklig gebeugten Ellenbogen abgelegt. Die Oberarme bilden mit dem Oberkörper ebenfalls einen rechten Winkel.

Abb. 85

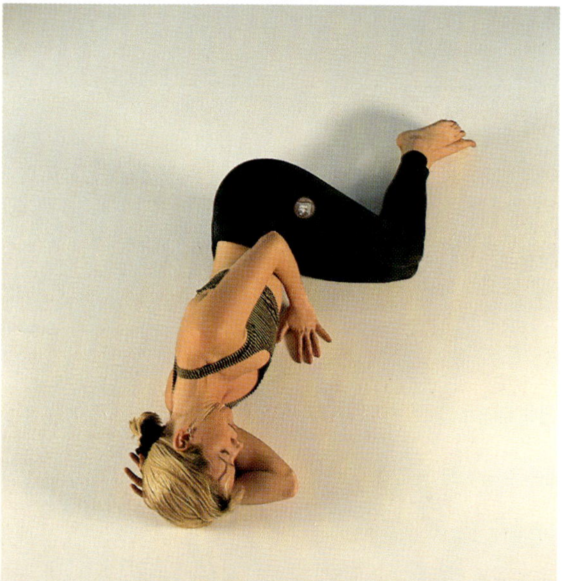

Übungen in der Seitenlage

Drehdehnlagerung über den Oberkörper

In der bequemen Seitenlage sind die Knie- und Hüftgelenke angebeugt. Das obere Bein wird gestreckt und das untere zugleich etwas stärker angebeugt. Während der Oberkörper sich weiter zum Boden dreht, wird der unten liegende Arm unter dem Brustkorb hindurchgezogen. Beide Arme kommen nun so zu liegen, daß die Oberarme im rechten Winkel vom Körper zeigen. Die Ellenbogen sind ebenfalls rechtwinklig gebeugt. Das obere Bein wird nun auf einer gedachten Linie in Verlängerung der Wirbelsäule ausgestreckt. Der Schultergürtel bleibt dabei gegen die Unterlage gehalten.

Variation

Ist die Atmung in dieser Endposition stark behindert, sollte sie folgendermaßen variiert werden:
Der Handrücken des Armes, zu dem der Blick gewandt ist, wird vor das gebeugte Kniegelenk abgelegt.

Abb. 87
Bei behinderter Atmung wird der Arm, zu dem der Blick gewandt ist, mit dem Handrücken nach unten vor das angebeugte Knie gelegt.

Abb. 86

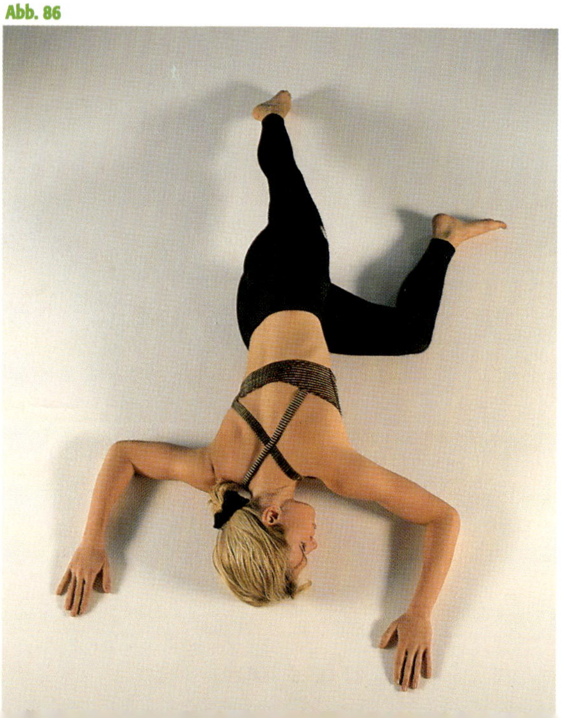

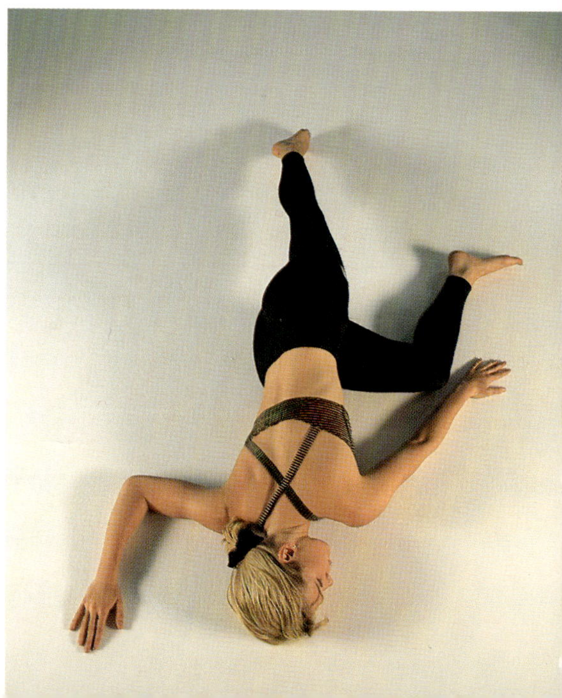

Dehnung verschiedener Anteile der Beinmuskulatur

In der Seitenlage ist das untere Bein gestreckt und das oben liegende angebeugt.

Der Fuß des unteren Beines wird auf die Zehenspitzen gestellt und dabei so weit wie möglich im Hüftgelenk gestreckt. Das obere Bein wird ohne Hilfe der Hände kräftig angebeugt.

Die so erreichte Endposition wird verstärkt, indem der Fuß auf einer gedachten Verlängerung des Beines fersenwärts geschoben wird.

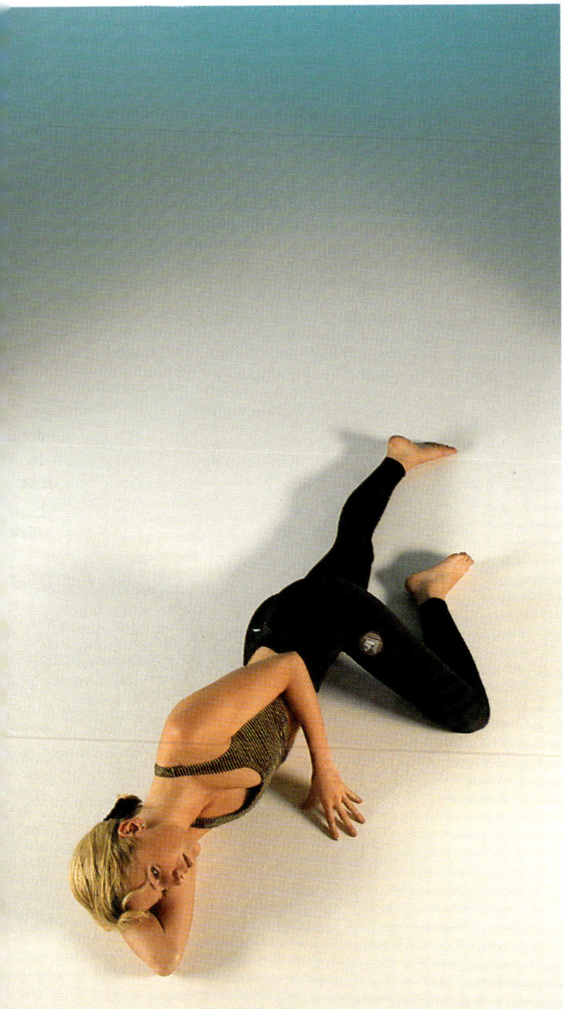

Abb. 88

In der Seitenlage wird das untere Bein gestreckt, das oben liegende angebeugt.

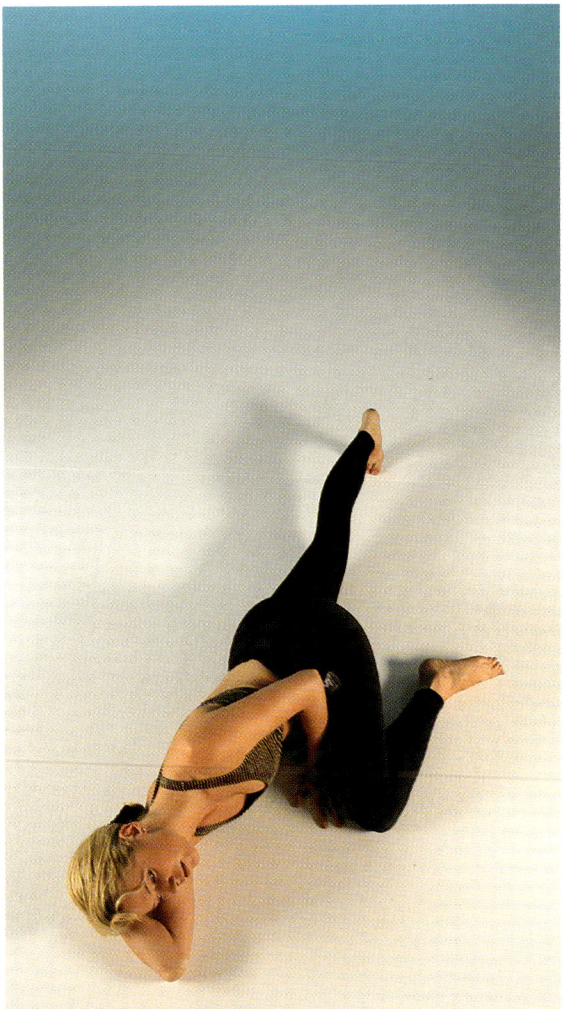

Abb. 89

Das untere Bein wird im Hüftgelenk gestreckt und der Fuß auf die Zehenspitzen gestellt.
Die Dehnung wird durch den Schub der Ferse auf der gedachten Verlängerung des Beines verstärkt.

Dehnung der Unter- und Oberschenkelrückseite

Diese Übung ist eine Variation eines Beispieles, das bereits bei der Erläuterung der funktionellen Grundprinzipien beschrieben wurde (siehe S. 10): In der Seitenlage wird das untere Bein mit den Händen in der Kniekehle gefaßt und zum Oberkörper gezogen.
Das obere Bein liegt im Knie- und Hüftgelenk gebeugt auf dem Boden. Beide Hände halten das umgriffene Bein fest, das im Kniegelenk gestreckt wird, bis die Dehnung in der Oberschenkelrückseite spürbar ist.
Gleichzeitig wird das obere Bein zur Stabilisierung der Ausgangsstellung etwas in Richtung Hüftgelenkstreckung geschoben.
Nun ziehen zusätzlich die Zehenspitzen zum Schienbein, bis auch die Wadenmuskulatur mit einem Dehngefühl antwortet. Dabei sollte die Position des Oberschenkels unverändert beibehalten werden.

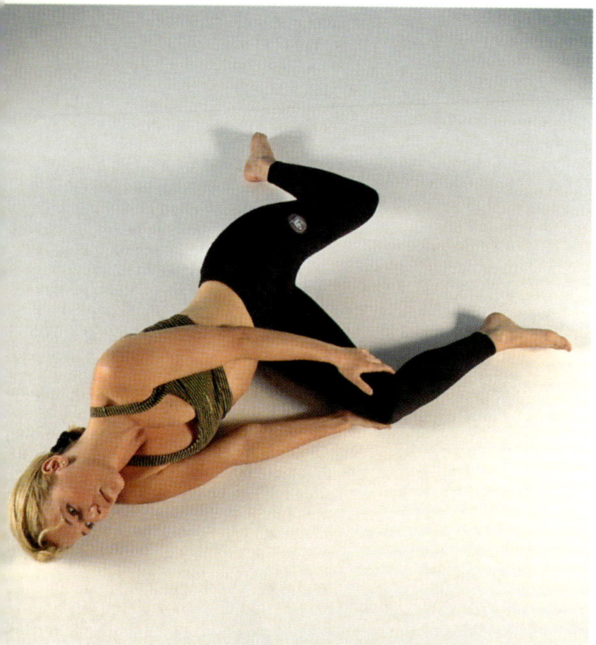

Abb. 90
In der Seitenlage greifen beide Hände zum unten liegenden Bein und ziehen den Oberschenkel in Richtung des Oberkörpers. Das obere Bein ist im Kniegelenk gebeugt.

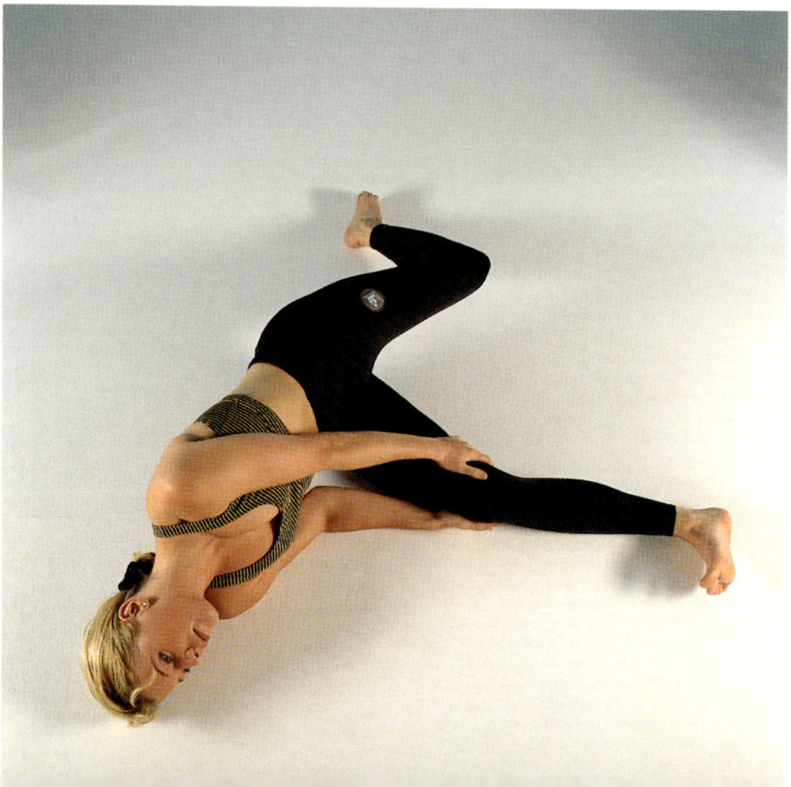

Abb. 91
Während die Hände das unten liegende Bein festhalten, wird das Kniegelenk langsam gestreckt, bis die Dehnung in der Oberschenkelrückseite spürbar ist. Das andere Bein bleibt in der Ausgangsposition. Zusätzlich werden die Zehenspitzen in Richtung des Schienbeines gezogen.

Dehnung der Oberschenkelvorderseite

In der Seitenlage sind beide Beine angebeugt, das Becken zeigt senkrecht zur Unterlage. Die Position des Beckens darf während der folgenden Dehnung nicht verändert werden.
Die Hand des unteren Armes greift über das Kniegelenk des unteren Beines und zieht dies in verstärkte Hüftgelenkbeugung.
Die obere Hand greift zum Fußrücken des oben liegenden Beines und hält den Fuß zunächst nur fest. In dieser Zwischenposition erfolgt eine Kontrolle der Beckenstellung, welche möglicherweise zu korrigieren ist.
Nun zieht die obere Hand die Ferse des gleichseitigen Beines zum Gesäß.
Wird noch keine ausreichende Dehnung für die Oberschenkelvorderseite erreicht, sollte durch verstärkten Zug das Bein in Richtung Hüftgelenkstreckung geführt werden.

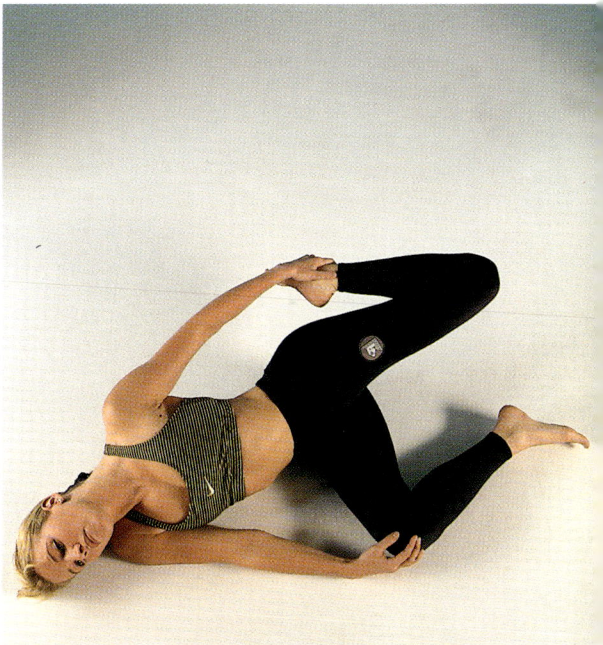

Abb. 92
In der Seitenlage sind die Knie- und Hüftgelenke angebeugt, der Kopf kann mit einem flachen Kissen unterlagert werden.

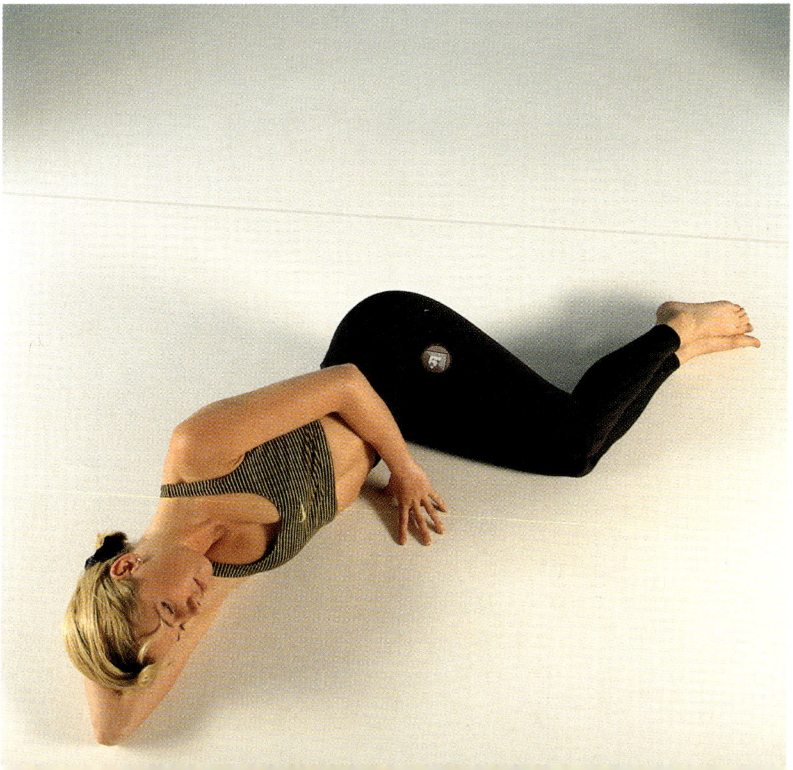

Abb. 93
Während die Hand des unteren Armes das Kniegelenk des unteren Beines zum Oberkörper zieht, greift die obere Hand zum Fußrücken des oberen Beines. Das oben liegende Bein wird in Hüftgelenkstreckung und Kniegelenkbeugung gezogen.

Kräftigung der Gesäßmuskulatur – Dehnung der Hüftgelenkbeuger

Wie bei der letzten Übung sind beide Beine angebeugt, das Becken zeigt ebenfalls senkrecht zur Unterlage.
Die Hand des oberen Armes umfaßt das Kniegelenk des unteren Beines und zieht dieses so dicht wie möglich zum Oberkörper.
Das obere Bein wird etwas vom Boden abgehoben, das Kniegelenk bleibt gebeugt. Auch hier ist wieder darauf zu achten, daß die senkrechte Einstellung des Beckens zur Unterlage beibehalten wird. Durch kräftigen Zug am angebeugten Bein kann die Position gut stabilisiert werden.
Nun wird das abgehobene Bein parallel zum Boden so weit wie möglich in Hüftgelenkstreckung geschoben.
Bei dieser Übung kann die Muskulatur der Oberschenkelrückseite mit einem verstärkten Spannungsgefühl antworten, da sie in einer ungewohnten Ausgangsposition angespannt wird.
Daher ist es sinnvoll, die Übung »Dehnung der Unter- und Oberschenkelrückseite« anzuschließen.

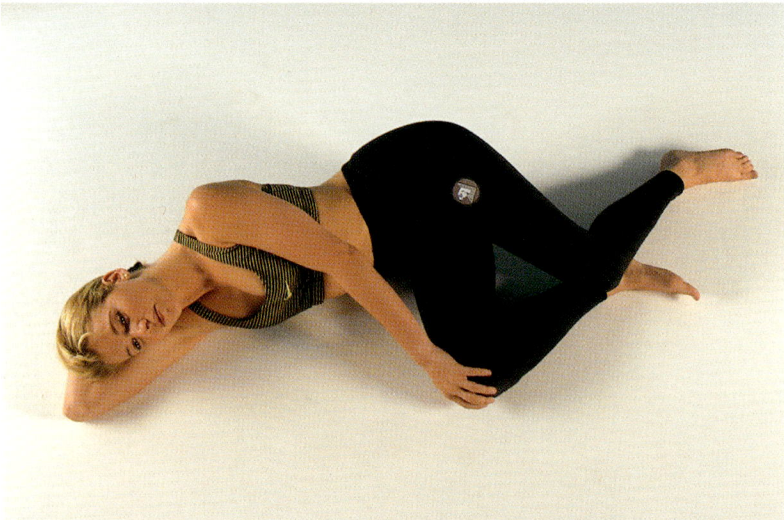

Abb. 94
In der Seitenlage greift die Hand des oberen Armes zum Kniegelenk des unteren Beines und zieht es zum Oberkörper.

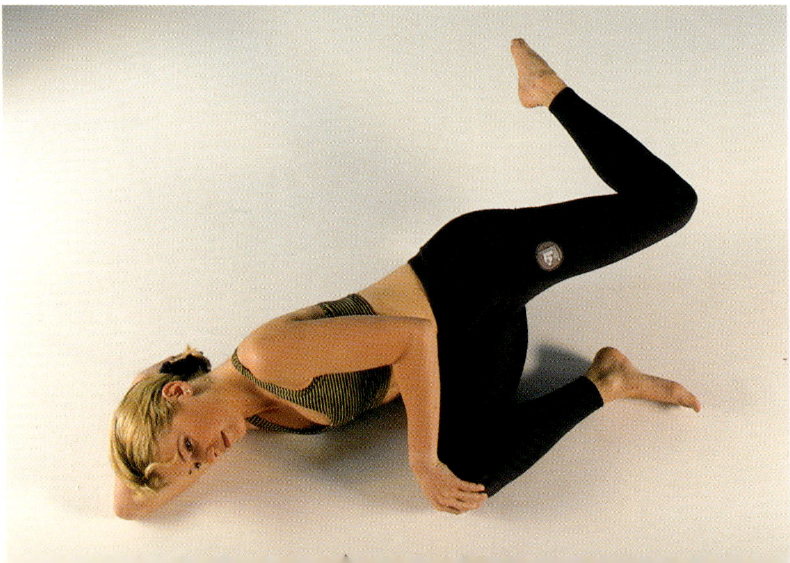

Abb. 95
Das untere Bein wird so weit wie möglich angebeugt, während das obere parallel zum Boden in Hüftgelenkstreckung geführt wird.

Becken- und Rumpfstabilisation

In der Seitenlage ist der Oberkörper auf dem Unterarm und dem Ellenbogen des unteren Armes aufgestützt.
Der Ellenbogen befindet sich dabei unter dem Schultergelenk. Die Hand des oberen Armes wird vor dem Körper mit der Handfläche auf den Boden aufgesetzt. Die Oberschenkel bilden die gerade Verlängerung des Oberkörpers, die Kniegelenke sind leicht gebeugt.
Nun wird das Becken vom Boden abgehoben, wobei sich die Oberschenkel, das Becken und der Oberkörper auf einer Linie befinden. Die stützende Hand vor dem Körper übernimmt so viel Gewicht, daß die erreichte Endposition gut ausbalanciert ist.
Diese einfache Ausführungsform dient hauptsächlich dazu, ein Gefühl für die gerade Einstellung des Beckens und des Rumpfes zu entwickeln. Die Übung wird schwieriger, wenn die Kniegelenke mehr gestreckt werden. Dabei ist jede Position zwischen den beiden abgebildeten möglich. Es sollte stets die Variante gewählt werden, die mehrere Atemzüge stabil gehalten werden kann.

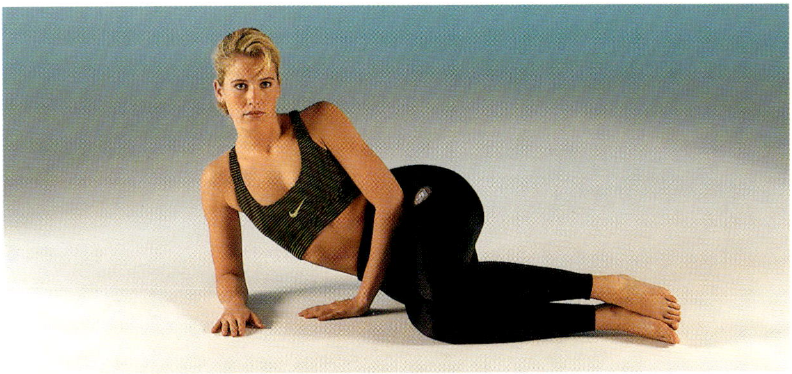

Abb. 96
In der Seitenlage mit gebeugten Knie- und Hüftgelenken wird der Oberkörper auf den Unterarm gestützt. Die Hand des oberen Armes ist vor dem Körper aufgesetzt.

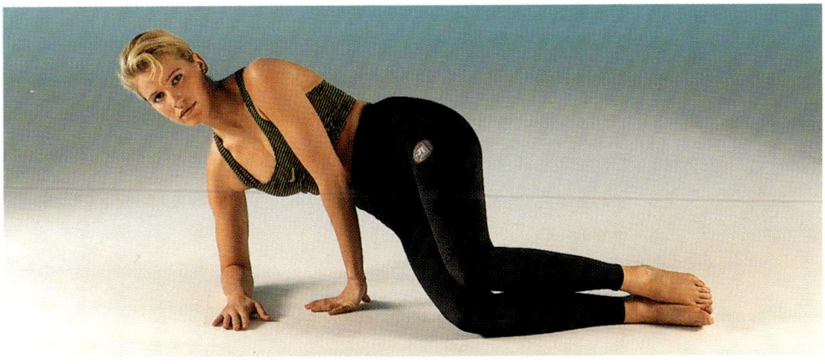

Abb. 97
Das Becken wird vom Boden abgehoben, wobei sich der Oberkörper und die Oberschenkel auf einer Linie befinden. Die aufgestützte Hand hilft, den Oberkörper auszubalancieren.

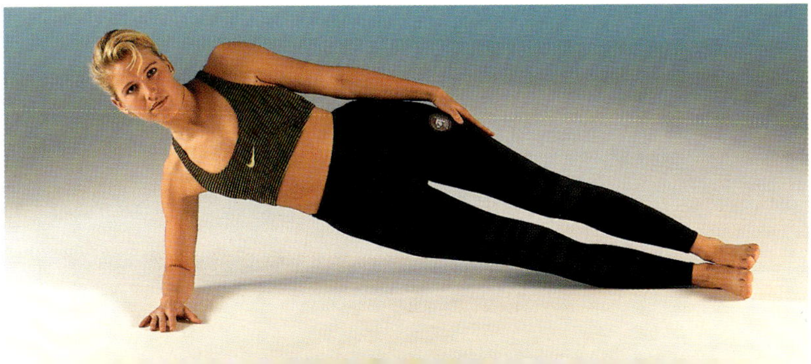

Abb. 98
In der erschwerten Ausführungsform sind die Beine gestreckt. Der ganze Körper befindet sich auf einer Linie, wobei das Becken senkrecht zur Unterlage gehalten bleibt.

Übungen in der Bauchlage

Dehnung der Muskulatur der Oberschenkelvorderseite

In der Bauchlage sind beide Beine gestreckt, die Füße liegen mit den Fußrücken auf. Die Stirn ist entweder auf einen Unterarm oder einen Handrücken abgelegt. Bei bestehenden Lendenwirbelsäulenbeschwerden oder einer ausgeprägten Hohlkreuzstellung kann die Unterlagerung mit einem flachen Kissen oberhalb des Beckenkammes hilfreich sein.

Nun greift eine Hand zum gleichseitigen Fußrücken und umfaßt ihn an den Knöcheln. Durch den Zug der Ferse zum Gesäß wird die Dehnung bewirkt. Bemerkt man während der Übungsausführung eine beginnende Ausweichbewegung des Beckens und der Lendenwirbelsäule, werden die aufliegenden Beckenknochen kräftig gegen den Boden oder das Kissen gedrückt.
Das Becken kann auch durch den Druck der Fußrücken gegen den Boden stabilisiert werden. Die Dehnung sollte langsam aufgelöst werden.

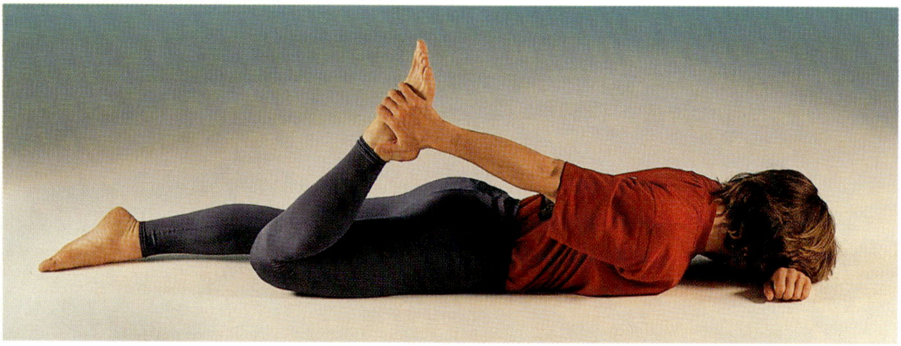

Abb. 99
In der Bauchlage greift eine Hand zum gleichseitigen Fußrücken, das andere Bein bleibt gestreckt. Die Stirn kann auf dem Handrücken des freien Armes aufgelegt werden.

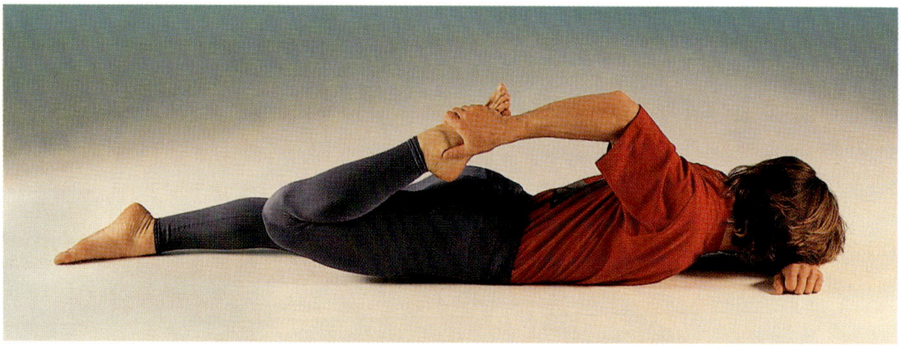

Abb. 100
Durch den Zug der Hand am Fußrücke[n] wird die Kniegelen[k]beugung verstärkt. Eine Ausweichbewegung des Beckens und der Lendenwirbelsäule kann durch den Druck der Auflagepunkte des Becken[s] gegen den Boden verhindert werden.

Dehnung der Brustmuskulatur

In der Bauchlage mit gestreckten Beinen wird der Kopf mit der Stirn auf die Unterlage aufgestützt. Die Arme werden so abgelegt, daß ein rechter Winkel zwischen den Oberarmen und dem Oberkörper entsteht. Die Ellenbogen sind ebenfalls rechtwinklig gebeugt.

Im Wechsel wird anschließend jeweils eine Schulter langsam zum Boden gedrückt.
Bereitet es Schwierigkeiten, den Kopf auf die Stirn aufzustützen, kann er auch zur Seite gedreht werden. Das Gesicht ist dann stets von der zu dehnenden Seite abgewandt.

Kräftigung der Schultergürtel- und Rückenstreckmuskulatur

In der Bauchlage wird der Kopf mit der Stirn auf einen Unterarm oder einen Handrücken aufgestützt. Ein Bein ist gestreckt und liegt mit dem Fußrücken auf. Das andere Bein ist neben dem Körper gebeugt, wobei das Kniegelenk ungefähr auf die Höhe des Hüftgelenkes gezogen wird.

Bei jeder Wiederholung der folgenden Einzelübungen sollte das angezogene Bein gewechselt werden.

Zunächst werden die Hände im Nacken verschränkt und liegen dabei der Halswirbelsäule nur lose auf. Mit kräftigem Zug der Ellenbogen in Richtung Rücken wird die Anspannung eingeleitet. Zusätzlich werden die Stirn und der Schultergürtel ein wenig vom Boden gelöst. Die Anspannung kann nochmals verstärkt werden, indem man sich vorstellt, die Schulterblätter zur Wirbelsäule zu ziehen.

Während der Übung bleibt der Blick zum Boden gerichtet.

Abb. 101
In der Bauchlage sind beide Beine gestreckt. Der Kopf ist mit der Stirn aufgestützt.

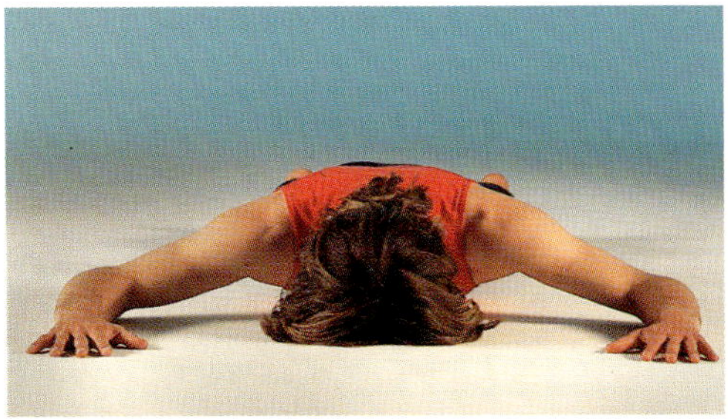

Abb. 102
Zur Dehnung wird jeweils eine Schulter zum Boden gedrückt. Der Kopf kann dabei auch von der zu dehnenden Seite abgewandt werden.

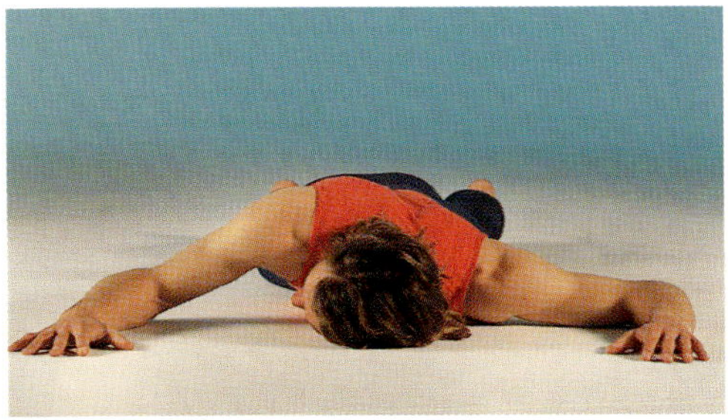

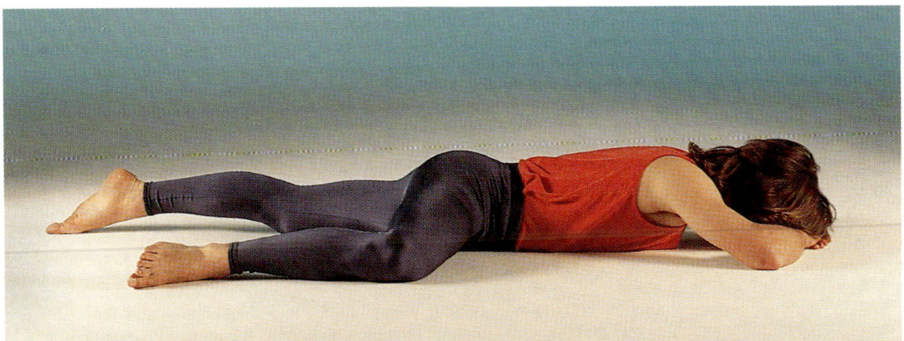

Abb. 103
In der Bauchlage wird ein Bein neben dem Körper angebeugt, das andere Bein bleibt gestreckt. Der Kopf ist mit der Stirn auf die angewinkelten Arme aufgestützt.

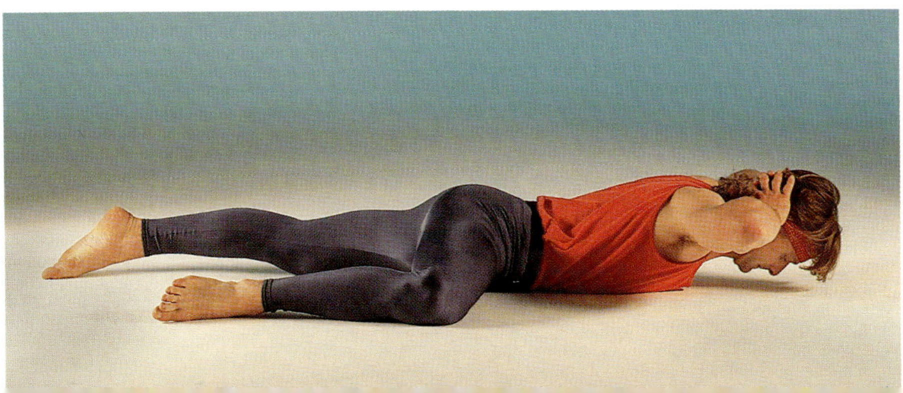

Abb. 104
Die Hände sind in der Nackenhalte verschränkt, der Blick bleibt nach unten zum Boden gerichtet. Die Ellenbogen ziehen kräftig nach oben.

Variation 1

Aus der gleichen Ausgangsposition werden beide Arme gestreckt nach vorne abgelegt. Die Handflächen zeigen nach oben, als würden sie ein Tablett tragen. Die gestreckten Arme werden vom Boden, nicht höher als der Schultergürtel, abgehoben.
Die Stirn ist von der Unterlage gelöst, der Blick bleibt zum Boden gerichtet.

Variation 2

Aus veränderter Ausgangsposition werden beide Arme so abgelegt, daß die Oberarme mit dem Oberkörper einen rechten Winkel bilden. Die Ellenbogen sind ebenfalls rechtwinklig gebeugt.
Die Arme werden, wieder nicht höher als der Schultergürtel, angehoben.
Die Anspannung kann nochmals verstärkt werden, indem wiederum die Schulterblätter zur Wirbelsäule gezogen werden.
Diese drei Übungen sollten zu Beginn einzeln nacheinander ausgeführt werden. Mit fortschreitender Übungserfahrung können die Endpositionen aber auch fließend aneinandergereiht werden, ohne daß als Pause die Ausgangsstellung eingenommen wird.

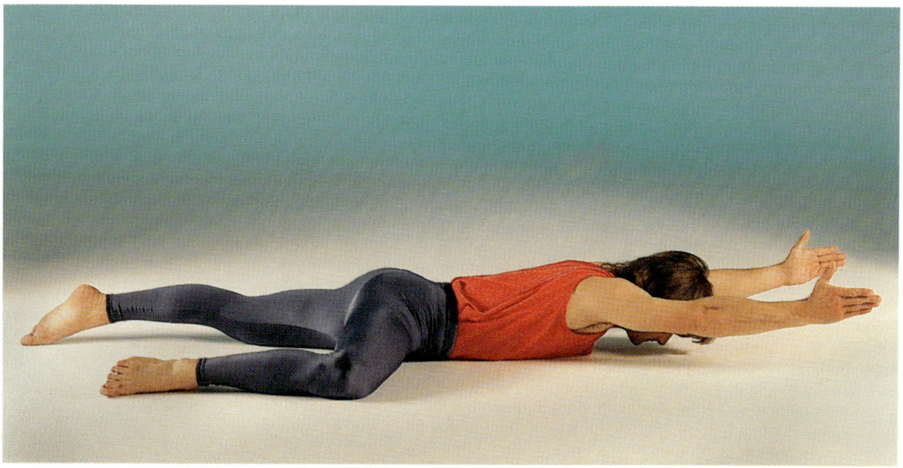

Abb. 105
Die Hände sind nach vorne ausgestreckt, wobei die Handflächen nach oben zeigen. Der Blick bleibt nach unten zum Boden gerichtet, während die gestreckten Arme nach oben geführt werden. Der Schultergürtel ist ebenfalls vom Boden gelöst.

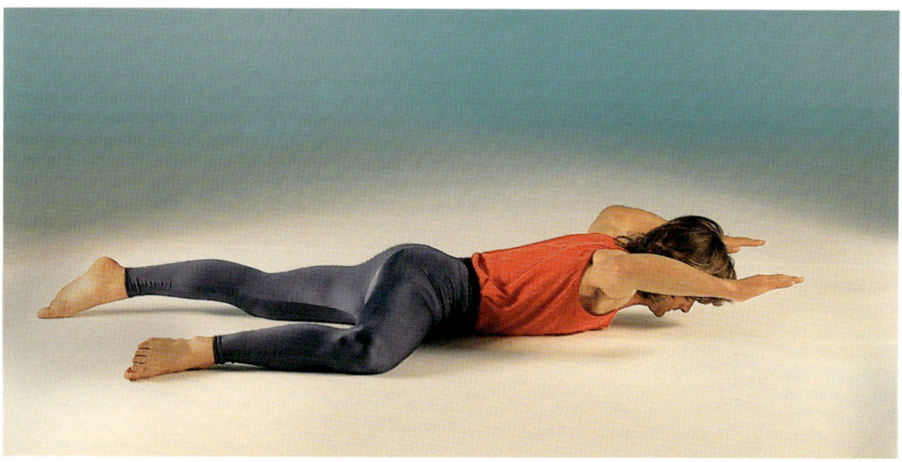

Abb. 106
Bei rechtwinklig gebeugten Ellenbogen zeigen die Oberarme ebenfalls im rechten Winkel zum Oberkörper. Die Arme werden parallel zum Boden abgehoben, der Blick bleibt zum Boden gerichtet.

Übung im Sitz auf dem Boden

Drehdehnsitz

Im Sitz auf dem Boden sind beide Beine gestreckt, der Rücken wird möglichst gerade gehalten. Beide Hände werden hinter dem Gesäß mit den Handflächen aufgesetzt, die Fingerspitzen zeigen dabei nach außen.
Durch verstärkten Druck der Hände gegen den Boden kann die Aufrichtung der Wirbelsäule unterstützt werden.
Nun wird ein Bein angebeugt und der Fuß auf die äußere Seite des anderen Beines neben das Kniegelenk gestellt. Der Oberkörper und der Kopf drehen sich dem angebeugten Bein entgegen. Dabei verläßt die stützende Hand auf der Seite des gestreckten Beines den Boden. Sie wird ebenfalls an der Außenseite des gebeugten Beines dicht am Kniegelenk angelegt. Die andere, noch stützende Hand wird etwas vom Gesäß weggeschoben, um die Drehung des Rumpfes zu erleichtern.
Durch zunehmenden Druck des Oberarmes gegen den Oberschenkel des angebeugten Beines soll die Rumpfdrehung weiter verstärkt werden. Dabei kommt auch die Gesäßmuskulatur in eine Dehnstellung. Der Kopf dreht mit, bis der Blick über die Schulter des stützenden Armes gerichtet ist.
Fühlt sich die Atmung beengt an, so sollte mit jedem Einatemzug die Drehung etwas nachgelassen und mit der Ausatmung wieder verstärkt werden.
Auf diese Weise läßt sich eine sehr schonende Mobilisation der Wirbelsäule erreichen. Den Drehdehnsitz sollte man nicht plötzlich auflösen, sondern langsam Schritt für Schritt in entgegengesetzter Reihenfolge.

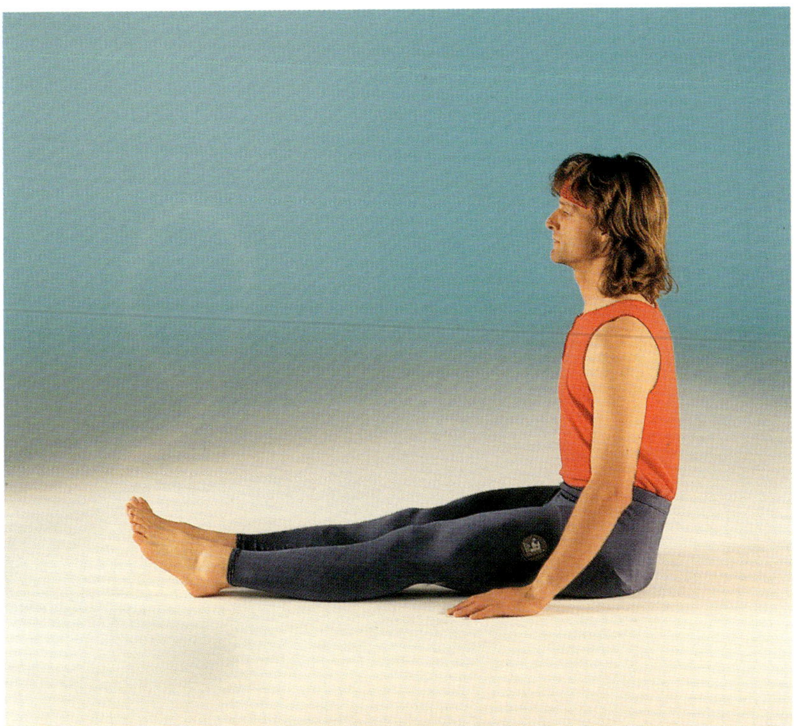

Abb. 107
Im Sitz auf dem Boden mit gestreckten Beinen wird der Rücken möglichst gerade gehalten.

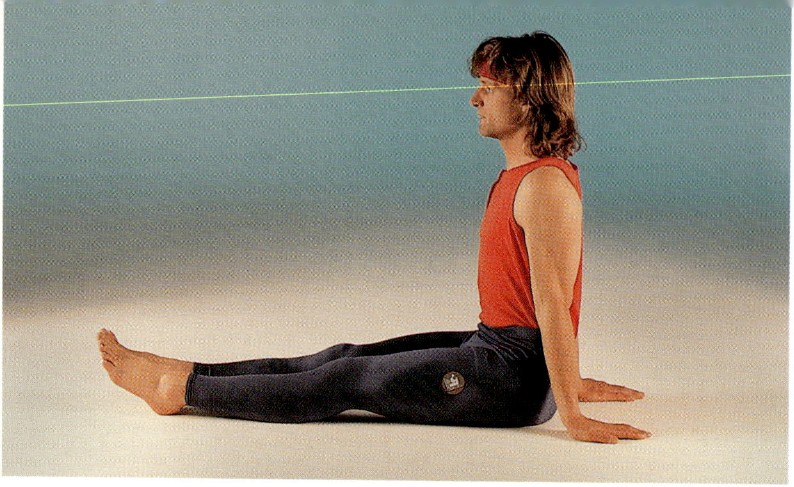

Abb. 108
Beide Hände werden hinter dem Gesäß aufgestützt, wodurch die Aufrichtung der Wirbelsäule erleichtert werden kann.

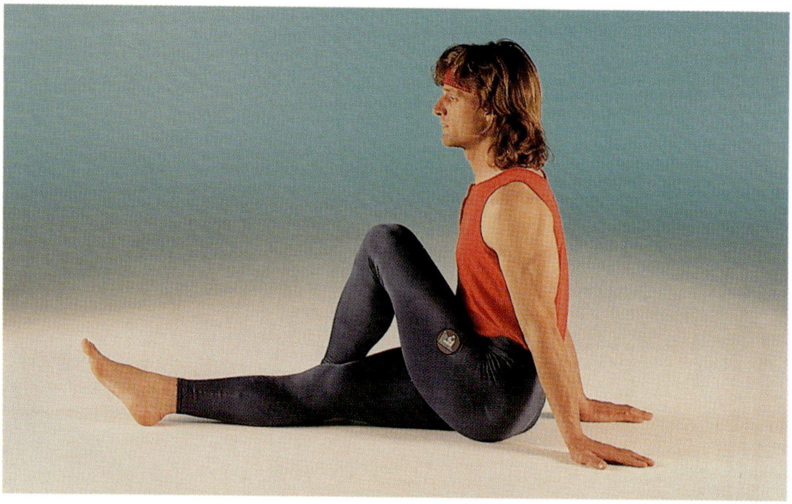

Abb. 109
Ein Fuß wird außen neben das Kniegelenk des gestreckten Beines aufgesetzt.

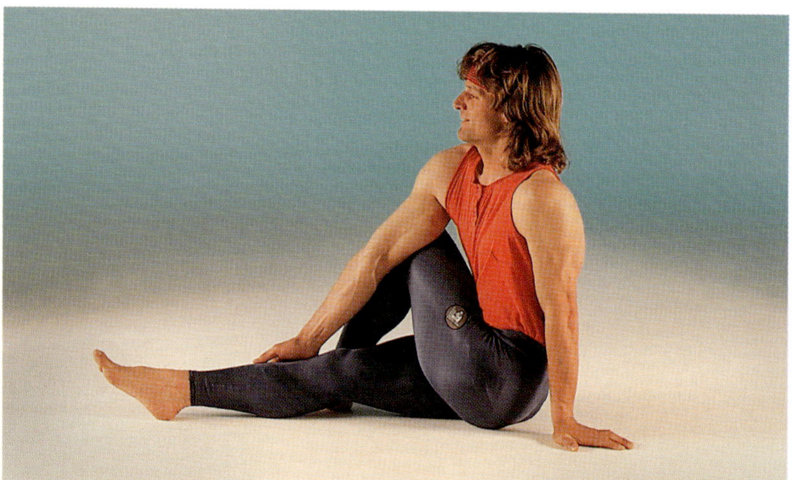

Abb. 110
Der Oberkörper und der Kopf drehen sich zur Seite des angebeugten Beines, dabei wird die Hand auf der Seite des gestreckten Beines vom Boden gelöst. Der nun freie Arm verstärkt die Rumpfdrehung durch Druck gegen das angebeugte Bein.

Übung aus dem Stütz auf den Unterarmen und den Unterschenkeln

Rumpf- und Schultergürtelstabilisation

In der Ausgangsposition sind die Unterarme und die Unterschenkel aufgestützt. Die Unterschenkel liegen parallel und hüftbreit, die Unterarme schulterbreit nebeneinander. Der Blick wird zum Boden gerichtet. Zunächst ist das Körpergewicht gleichmäßig auf die Arme und Beine verteilt. Nun kommt das Gewicht langsam nach vorne über die stützenden Arme, wobei sich ein Bein vom Boden löst und auf die gedachte Verlängerung der Wirbelsäule ausgestreckt wird. Das Anheben des Beines darf zu keiner Ausweichbewegung im Sinne einer Hohlkreuzstellung der Lendenwirbelsäule führen. Während der Gewichtsverlagerung bleibt der Blick zu Boden gerichtet.

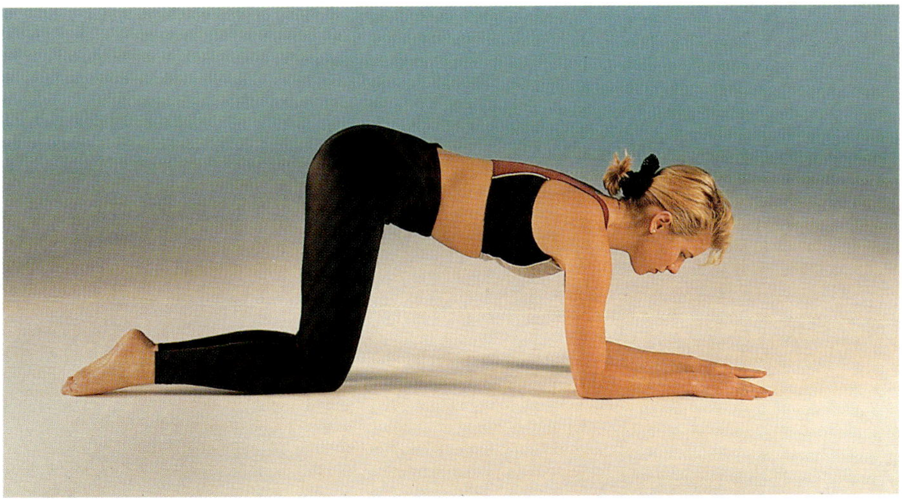

bb. 111
ls Unterstützungsäche dienen die nterarme und die nterschenkel, die chulter- bzw. hüftreit aufgesetzt sind. as Gewicht ist leichmäßig verteilt, ie Wirbelsäule vird möglichst erade gehalten.

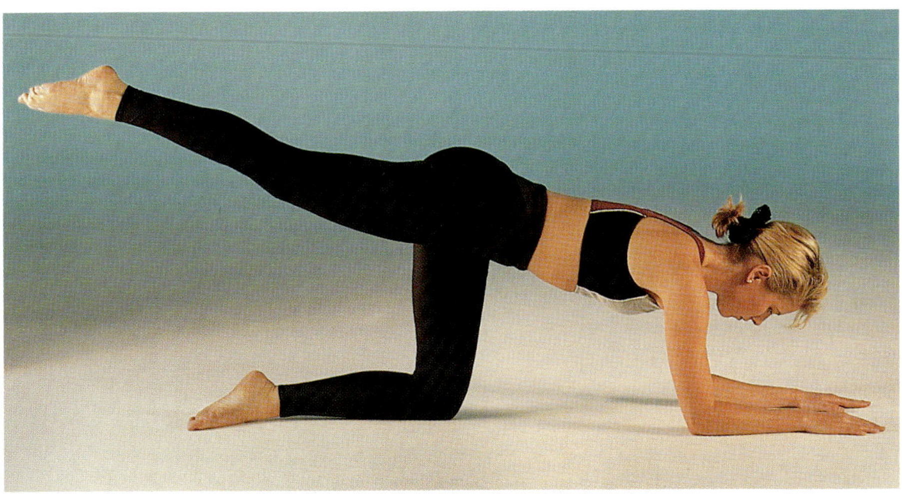

Abb. 112
Ein Bein wird vom Boden gelöst und auf die gerade Verlängerung des Rückens angehoben. Dabei kommt gleichzeitig das Gewicht mehr nach vorne über die stützenden Arme. Die Wirbelsäule bleibt gerade, der Blick ist zum Boden gerichtet.

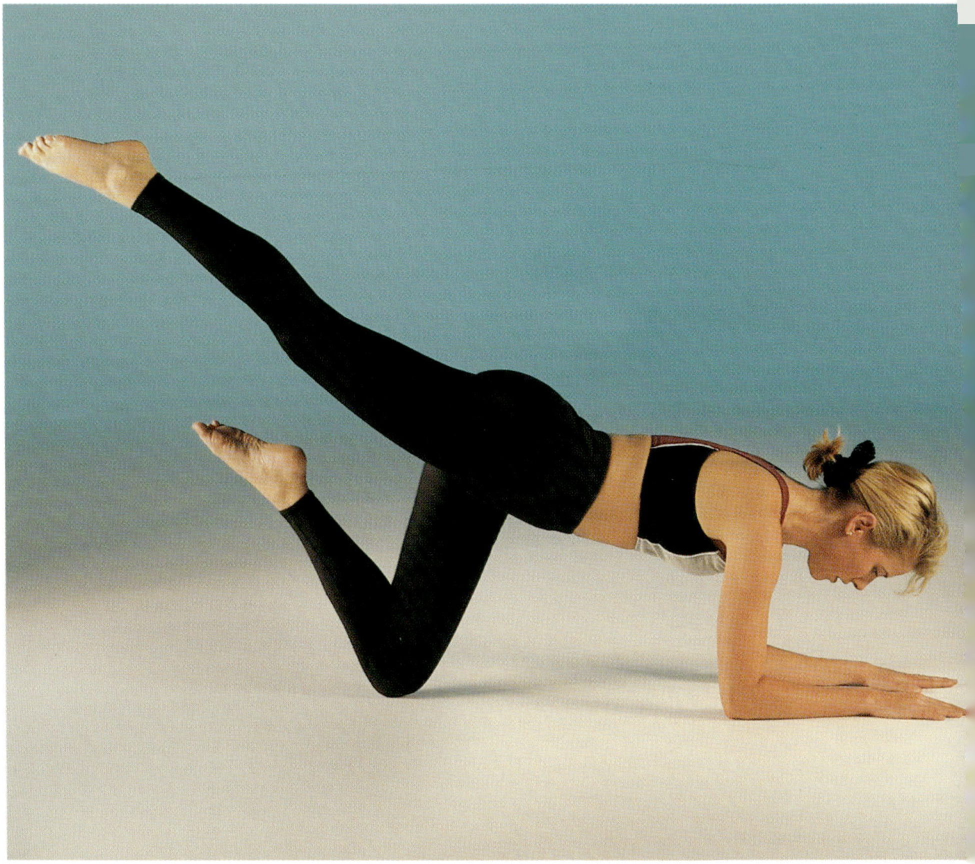

Abb. 113
Mit dem Abheben des Beines und der Gewichtsverlagerung nach vorne wird das andere Bein im Kniegelenk gebeugt, bis die Kniescheibe nicht mehr belastet ist.

Dieser Bewegungsablauf sollte mehrfach mit dem Wechsel des ausgestreckten Beines geübt werden, bevor er folgendermaßen gesteigert wird:
Mit der Vorverlagerung des Oberkörpers und dem Abheben eines Beines wird zusätzlich der Unterschenkel des anderen Beines vom Boden gelöst.
Das Kniegelenk wird so weit gebeugt, daß die Kniescheibe nicht mehr belastet wird. In der so erreichten Endposition dienen nur noch die Unterarme und das Kniegelenk als Unterstützungspunkte. Der Oberkörper und das gestreckte Bein werden im Gleichgewicht gehalten.
Diese Übung sollte grundsätzlich nur auf einer sehr weichen Unterlage ausgeführt werden. Bereitet der Stütz auf den Kniegelenken Schwierigkeiten, sollte auf die Stabilisationsformen im Stand ausgewichen werden.

Übungen im Stand

Stabilisation des Beckens – Aufrichtung der Wirbelsäule

Im aufrechten Stand werden die Füße etwas mehr als hüftbreit nebeneinandergestellt. Das Gewicht ist auf beide Fußsohlen gleichmäßig verteilt.
Während beide Arme gestreckt nach oben geführt werden, beugen sich die Knie- und Hüftgelenke. Gleichzeitig wird der Oberkörper etwas nach vorne genommen.

In der Vorstellung, den Bauchnabel zur Wirbelsäule zu ziehen, wird mit Hilfe der Bauchmuskulatur das Becken aufgerichtet (siehe S. 35).
Die Fingerspitzen zeigen nach oben, die Handflächen zueinander. Nun werden die Arme als gedachte Verlängerung der Wirbelsäule aus den Schultergelenken heraus nach oben gestreckt.
Die Aufrichtung des Beckens wird nochmals verstärkt, die Fußsohlen sind immer noch gleichmäßig belastet. Bei dieser Übung kann die Vorstellung hilfreich sein, einen großen Gymnastikball über dem Kopf zu halten und diesen weit von sich wegzuschieben. Sofern ein solcher Ball tatsächlich vorhanden ist, sollte er auch verwendet werden.

Abb. 114
Im Stand bei mehr als hüftbreiter Fußstellung werden die Knie- und Hüftgelenke gebeugt. Gleichzeitig werden die gestreckten Arme bis auf die gerade Verlängerung der Wirbelsäule angehoben. Der Oberkörper ist leicht nach vorne geneigt, die Bauchmuskulatur gespannt.

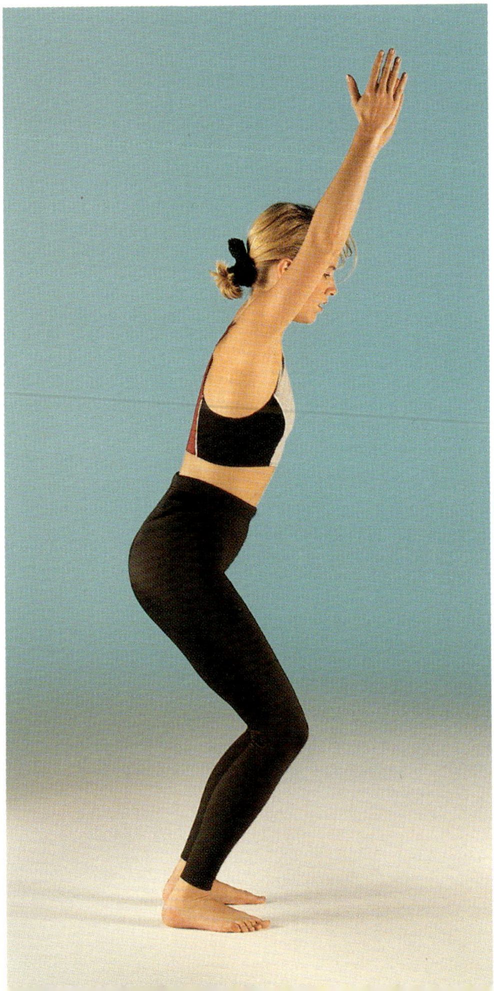

Abb. 115
In der Position der Abb. 114 sollen die Arme aus den Schultergelenken auf der gedachten Verlängerung der Wirbelsäule nach oben gestreckt werden. Die Vorstellung, einen Gymnastikball von sich wegzuschieben, kann hierbei hilfreich sein.

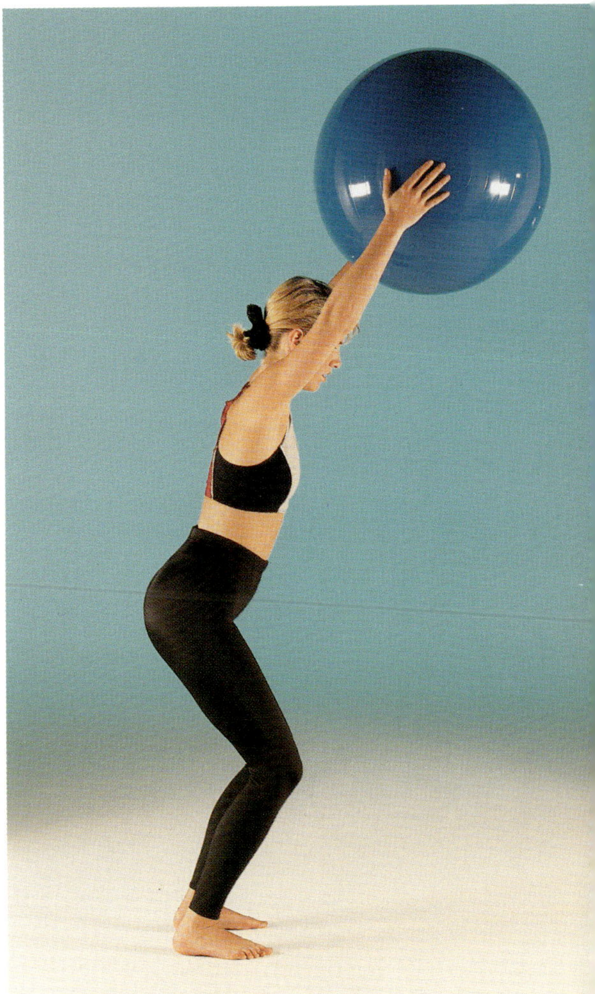

Stabilisation des Beckens und des Schultergürtels

In der gleichen Ausgangsposition werden die Knie- und Hüftgelenke gebeugt, das Becken durch intensive Bauchmuskelspannung aufgerichtet und der Oberkörper etwas nach vorne genommen. Beide Fußsohlen sind gleichmäßig belastet. Die Hände werden hinter dem Kopf verschränkt und liegen dabei nur lose auf.
Die Ellenbogen ziehen nun kräftig nach hinten in Richtung des Rückens. Die Anspannung kann durch die Vorstellung unterstützt werden, daß die Schulterblätter der Wirbelsäule anzunähern sind. Der Muskeleinsatz darf zu keiner Ausweichbewegung der Lendenwirbelsäule führen, was durch den Gegenzug der Bauchmuskulatur und der damit verbundenen Beckenaufrichtung verhindert wird. In der Endposition kommt es zur Aufrichtung der Brustwirbelsäule. Bei entsprechendem Krafteinsatz kann dadurch ein Spannungsgefühl entstehen.

Abb. 116
In der Position der Abb. 114 werden die Hände im Nacken verschränkt. Die Ellenbogen ziehen rückenwärts bei gleichzeitiger Anspannung der Bauchmuskulatur.

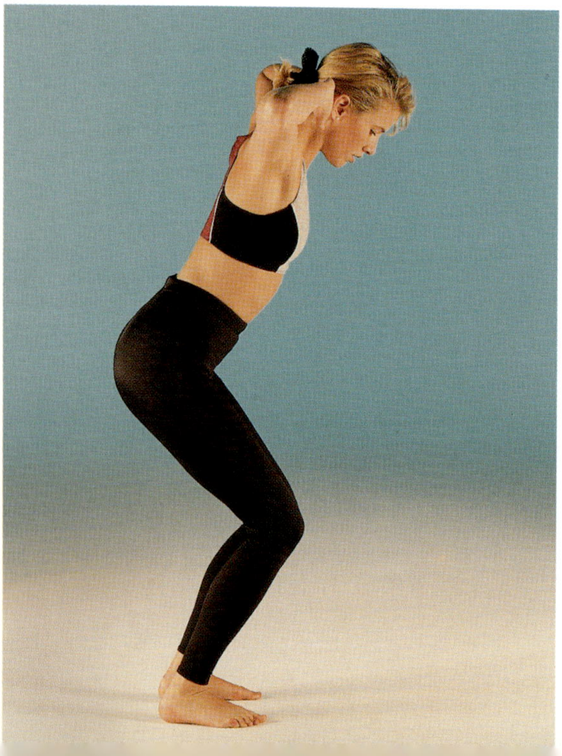

Stabilisation des Beckens und der Hüftgelenke

Im aufrechten Stand sind die Füße etwas mehr als hüftbreit nebeneinandergestellt. Der Oberkörper wird mit geradem Rücken ausschließlich über die Beugung der Hüft- und Kniegelenke nach vorne geneigt. Zum Ausgleich muß das Gesäß etwas nach hinten geschoben werden. Die Hände stützen dicht oberhalb der Kniegelenke, wobei die Fingerspitzen zueinander zeigen. Die Ellenbogen sind leicht gebeugt, der Blick ist schräg nach vorne zum Boden gerichtet. Wie bei allen Übungen im Stand bleibt das Gewicht auf beide Fußsohlen gleichmäßig verteilt.
In dieser Zwischenposition üben die Hände einen leichten Schub gegen die Oberschenkel aus und stützen so den Oberkörper ab. Verstärkt man den Druck der Hände und zieht gleichzeitig den Rumpf in Richtung der Oberschenkel, wird die Anspannung der Bauchmuskulatur spürbar werden. Um die Muskelspannung zu unterstützen, soll der Rücken leicht gerundet werden.
Nach jeder Anspannung wird die Zwischenposition eingenommen und die Wirbelsäule wieder aufgerichtet.

Variation 1

In unveränderter Ausgangsposition wird der Oberkörper wieder nach vorne geneigt. Die Handflächen werden nun außen gegen die Kniegelenke gestützt. Die Hände drücken gegen die Knie, als wollten sie diese zusammenführen, gleichzeitig werden die Kniegelenke nach außen geschoben. Die dadurch entstehende Muskelspannung kann beliebig gesteigert werden.

Variation 2

In immer noch unveränderter Ausgangsstellung werden die Unterarme überkreuzt und die Handflächen innen an

die Kniegelenke gestützt. Der Druck der Hände erfolgt nun nach außen, der Gegenschub der Knie nach innen.
Die zuletzt beschriebenen drei Stabilisationsformen können alle als Einzelübungen durchgeführt werden. Diese beginnen dann jeweils im aufrechten Stand. Genauso ist es möglich, die bei der ersten Übung genannte Zwischenposition als kurze Pause zu nutzen, um dann in die nächste Anspannung zu wechseln.

bb. 117
n Stand wird der berkörper mit erader Wirbeläule nach vorne eneigt. Die Hände tützen bei geeugten Ellenogen auf den berschenkeln.

Abb. 117

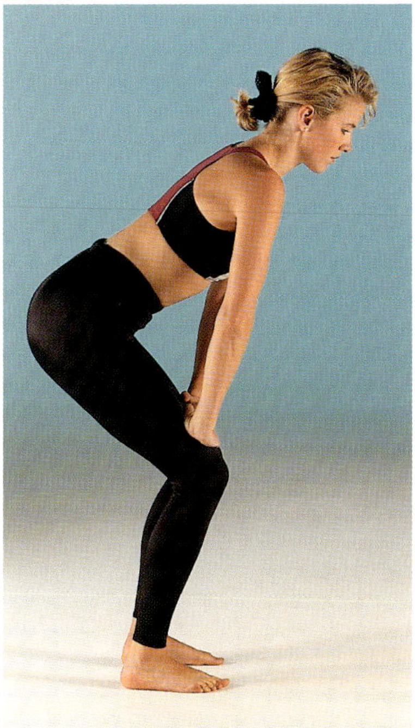

bb. 118
er Druck der ände gegen die berschenkel ird verstärkt, die auchmuskeln erden angeoannt und der ücken leicht erundet.

Abb. 118

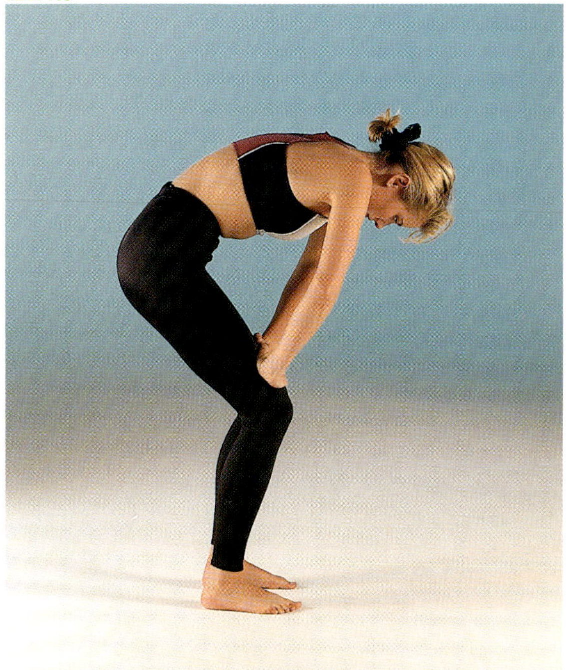

bb. 119
m Stand wird der berkörper nach orne geneigt. ie Hände drücken ußen gegen die niegelenke, diese agegen in die andflächen.

Abb. 119

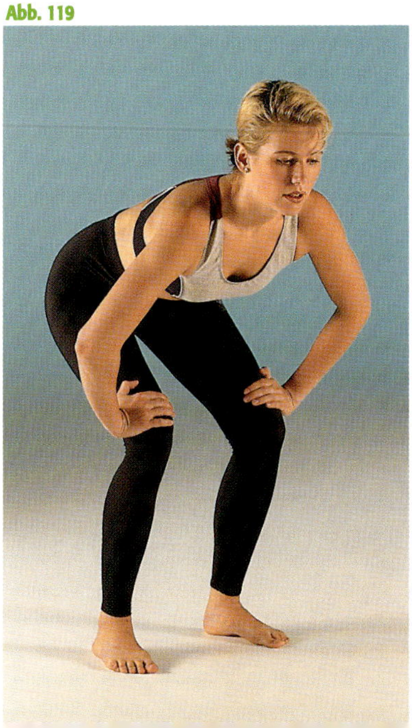

Abb. 120

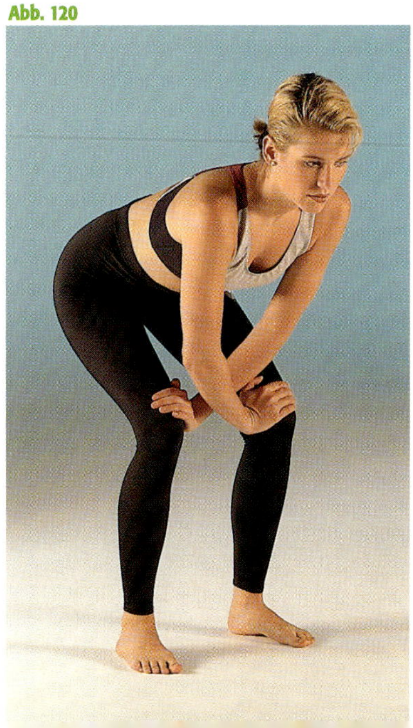

Abb. 120
Die Unterarme werden überkreuzt, so daß die Hände von innen gegen die Kniegelenke drücken können und diese dagegen in die Handflächen.

Stabilisation des Schultergürtels

Im Stand sind die Füße mehr als hüftbreit nebeneinandergestellt. Die Knie- und Hüftgelenke werden leicht gebeugt, der Oberkörper bleibt aufrecht. Das Becken wird durch den Einsatz der Bauchmuskulatur aufgerichtet (siehe »Übungen im Stand«, Abb. 114).

Die Arme werden mit leicht gebeugten Ellenbogen bis auf die Höhe des Schultergürtels angehoben. Die Fingerspitzen zeigen nach vorne, die Handflächen nach außen. Nun werden die Handrücken in Richtung der Unterarme angezogen. Gleichzeitig erfolgt ein kräftiger Schub gegen einen gedachten Widerstand nach außen. Dies kann in der Vorstellung geschehen, gegen einen Türrahmen zu drücken oder wie abgebildet ein Gummiband auseinanderzuschieben. Es ist keine Bewegung sichtbar, die Ellenbogen werden nicht gestreckt (siehe S. 19).

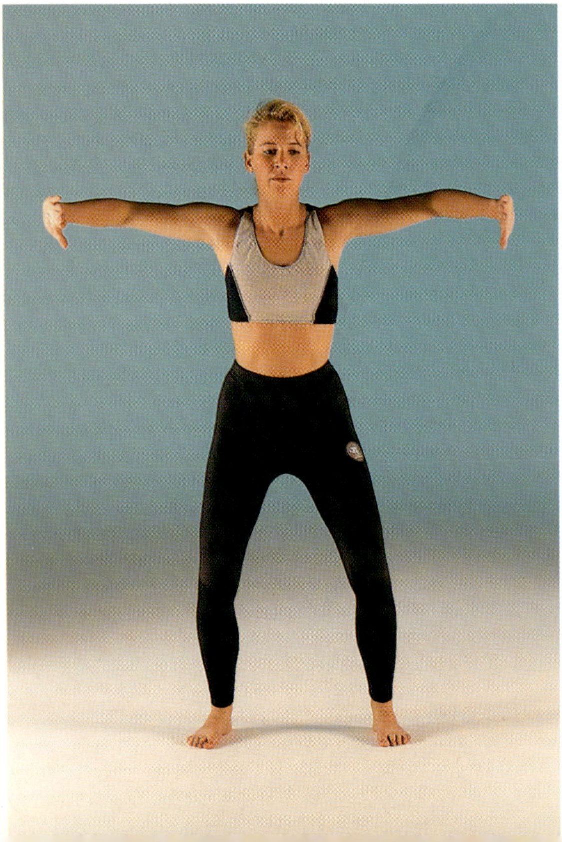

Abb. 121
Bei mehr als hüftbreiter Fußstellung sind der Oberkörper aufrecht, die Kniegelenke gebeugt. Mit ebenfalls leicht gebeugten Ellenbogen werden die Arme auf Schulterhöhe angehoben, die Handflächen zeigen nach außen.

Während der Anspannung darf die Beckenaufrichtung nicht aufgegeben werden.

Gelingt es nach einiger Zeit, die Übung kontrolliert auszuführen, sollte man versuchen, gegen den Schub der Arme nach außen die Schulterblätter nach innen zur Wirbelsäule zu ziehen, was das Gefühl der Anspannung deutlich verstärkt.

Variation 1

Aus der gleichen Ausgangsstellung ist die Anspannung in den Körperdiagonalen möglich. Dazu wird erneut der Stand mit gebeugten Knie- und Hüftgelenken eingenommen und die Bauchmuskulatur angespannt.

Ein Arm zeigt mit leicht angewinkeltem Ellenbogen auf der gedachten Verlängerung der Körperdiagonalen schräg nach oben.

Die Handfläche ist nach außen gedreht, die Fingerspitzen zeigen zum Körper. Der andere Arm ist mit ebenfalls gebeugtem Ellenbogen auf einer Parallelen der Körperdiagonale nach unten eingestellt. Die Handfläche zeigt schräg nach unten zum Boden, die Fingerspitzen zum Körper.

Die Spannung wird aufgebaut, indem die Handrücken wie zuvor in Richtung der Unterarme ziehen. Die Handflächen werden gleichzeitig in der Vorstellung gegen einen gedachten Widerstand nach außen geschoben. Das Becken bleibt stabilisiert.

Gelingt es auch bei dieser Übung, ohne oder mit kaum sichtbarer Bewegung eine deutliche Muskelspannung zu erreichen, sollte die nach außen gerichtete Spannung der Arme durch den Gegenzug der Schulterblätter nach innen ergänzt werden, was die Intensität der Übung wieder deutlich verstärkt.

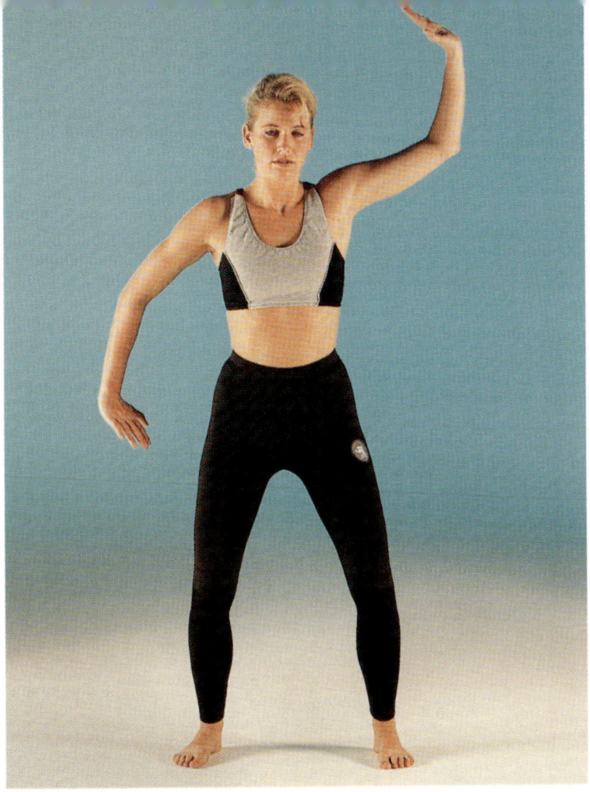

Abb. 122
Bei mehr als hüftbreiter Fußstellung sind der Oberkörper aufrecht, die Kniegelenke gebeugt. Mit ebenfalls leicht gebeugten Ellenbogen werden die Arme auf die Parallelen der Körperdiagonalen eingestellt.

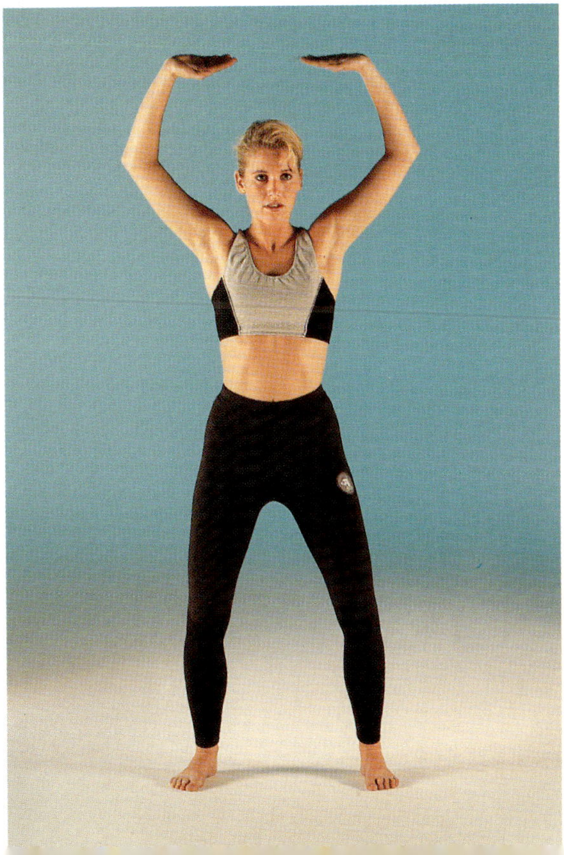

Abb. 123
Beide Hände werden über dem Kopf nach oben gestemmt. Hilfreich ist es, sich vorzustellen, gegen einen Balken zu drücken.

Variation 2

Eine weitere Variation ergibt sich, wenn die Hände über dem Kopf gehalten werden. Die Ellenbogen sind wiederum leicht gebeugt, die Fingerspitzen zeigen zueinander. Über dem Kopf stellt man sich einen Türholm oder Balken vor, gegen den die Spannung gerichtet ist.

Alle der drei beschriebenen Stabilisationsformen können nach einiger Übung zu einer intensiven Muskelanspannung für den gesamten Schultergürtel führen. Wie bereits mehrfach bemerkt, darf die Konzentration auf die Arme und Schultern dabei nicht zu einer Aufgabe der Bauchmuskelspannung führen. Auf eine gleichmäßige Atmung sollte ebenfalls geachtet werden.

Dehung der Wadenmuskulatur

In der Schrittstellung zeigen beide Füße mit den Zehenspitzen in Blickrichtung. Das Körpergewicht wird auf den vorderen Fuß verlagert, das hintere Bein ist nur mit den Zehenspitzen aufgesetzt. Fällt es schwer, das Gleichgewicht zu halten, können beide Hände gegen den Oberschenkel des vorderen Beines gestützt werden.
Nun wird die Ferse des hinteren Beines langsam gegen den Boden gedrückt, wobei das gleichseitige Kniegelenk sich streckt. Bewirkt die erreichte Position keine Dehnung in der Wade, sollte die Stellung des hinteren Fußes, der gerade nach vorne zeigen muß, überprüft werden. Ansonsten ist die Schrittstellung zu vergrößern.

Dehnung der Wadenmuskulatur bei stabilisierter Wirbelsäule

Die Schrittstellung ist etwas größer als bei der letzten Übung zu wählen.
Beide Füße sind parallel, die Zehenspitzen zeigen nach vorne. Mit der Verlagerung des Gewichtes auf das vordere Bein werden beide Arme gestreckt bis über den Kopf angehoben. Sie bilden die gerade Verlängerung der Wirbelsäule. Das Becken ist aufgerichtet und durch kräftige Bauchmuskelspannung stabilisiert (siehe »Übungen im Stand«, Abb. 114). Die Ferse wird langsam in Richtung des Bodens gedrückt, wobei die Arme aus den Schultergelenken nach oben geschoben werden.
Dabei sollte das Gefühl entstehen, ständig größer zu werden. Die Ferse muß in der Endposition nicht den Boden berühren. Es sollte jedoch ein deutliches Gefühl der Dehnung in der Wade aufkommen und ebenso die Bauchmuskelspannung wie die Aufrichtung der Wirbelsäule spürbar sein.

Abb. 124
In der Schrittstellung zeigen die Zehenspitzen in Blickrichtung. Das Gewicht wird auf das vordere Bein verlagert, der hintere Fuß ist mit den Zehenspitzen aufgesetzt.

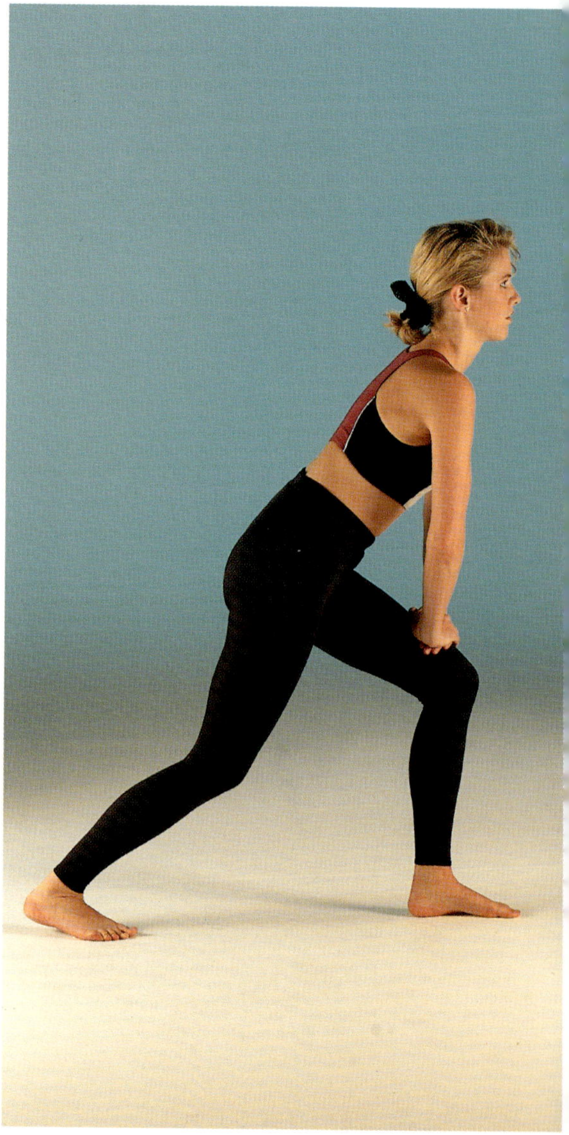

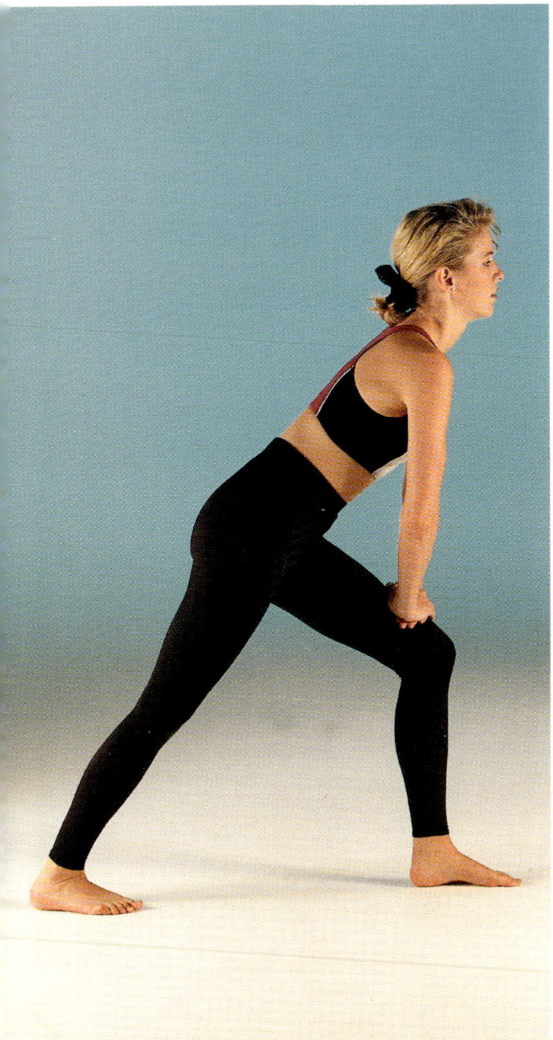

Abb. 125
Die Ferse des hinteren Beines wird bei gleichzeitiger Kniegelenkstreckung gegen den Boden gedrückt.

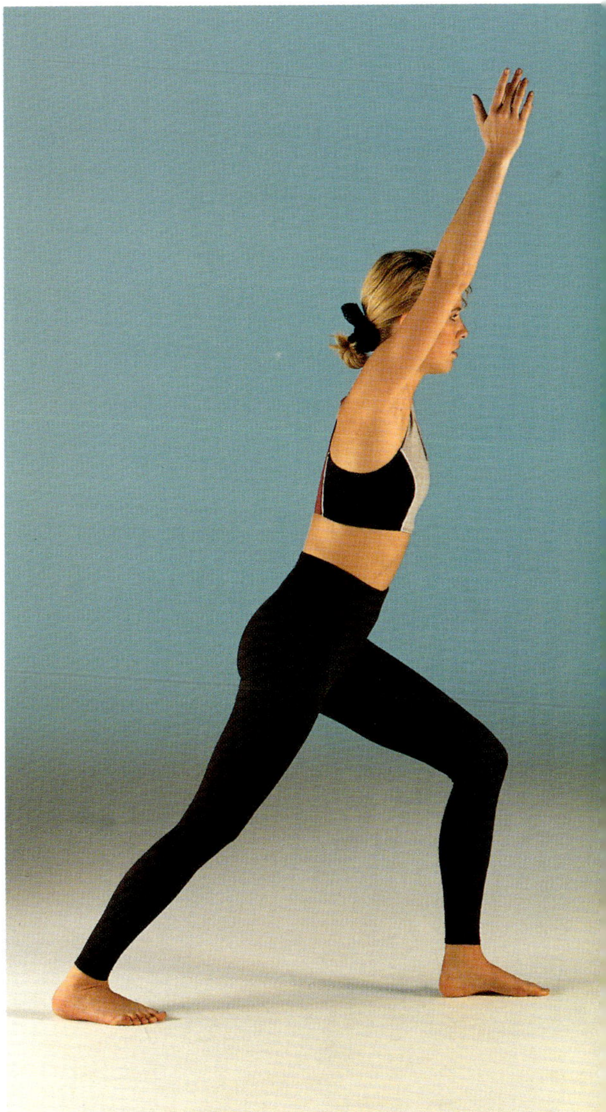

Abb. 126
In der Schrittstellung wird das Gewicht auf das vordere Bein verlagert, gleichzeitig werden beide Arme auf die gerade Verlängerung der Wirbelsäule angehoben. Bei gespannter Bauchmuskulatur wird die Ferse gegen den Boden gedrückt und die Arme werden aus den Schultergelenken nach oben geschoben.

Dehnung der Wadenmuskulatur bei stabilisierter Wirbelsäule an einem Stuhl

Die zuletzt beschriebene Übung kann mit Hilfe eines Stuhles variiert werden. In der Schrittstellung wird der vordere Fuß auf die Sitzfläche gestellt. Die Arme werden wiederum gestreckt über den Kopf angehoben. Durch die stärkere Hüftbeugung des vorderen Beines ist die Beckenaufrichtung erleichtert.
Es sollte trotzdem darauf geachtet werden, daß die angehobenen Arme zu keiner Ausweichbewegung des Beckens und der Lendenwirbelsäule führen. Nun wird die Ferse wieder gegen den Boden gedrückt, und gleichzeitig strecken sich die Arme aus den Schultergelenken in Verlängerung der Wirbelsäule. Die Wirkung der Übung kann im Vergleich zur vorherigen als intensiver empfunden werden.

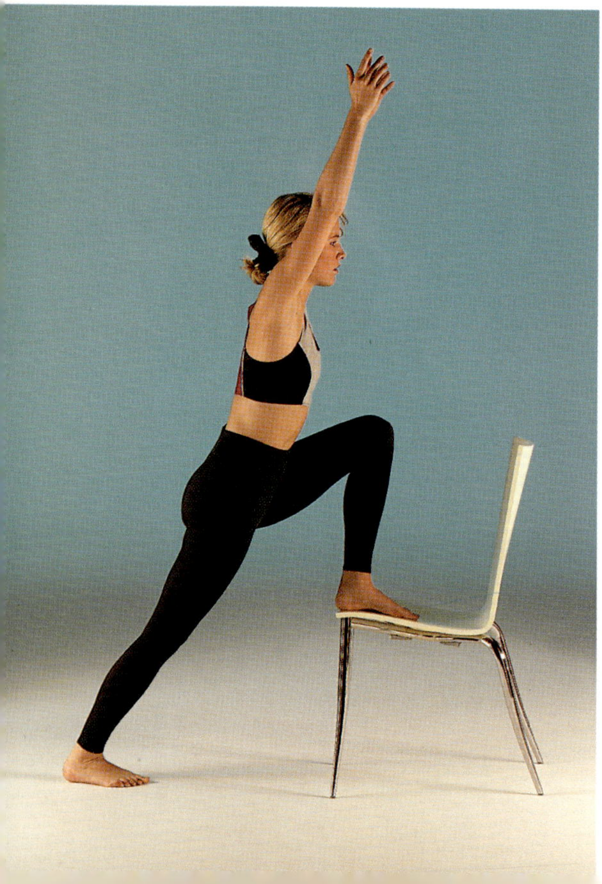

Abb. 127
Bei der Variation der Übung von Abb. 124 wird der vordere Fuß auf die Sitzfläche eines Stuhles gestellt.

Übungen im Sitz auf einem Stuhl

Aufrichtung der Wirbelsäule – Entlastung der Brustwirbelsäule

Ausgangsposition ist der Sitz auf einem Stuhl ohne Unterstützung der Stuhllehne. Die Oberschenkel sind parallel, die Füße sind hüftbreit nebeneinander auf dem Boden aufgesetzt. Die Arme hängen neben dem Körper.
Die Hände werden zu Fäusten geballt und dicht am Gesäß auf die Sitzfläche aufgestützt. Die Ellenbogen sind leicht gebeugt, die Schultergelenke etwas zurückgenommen. Werden die Arme nun langsam gestreckt, kommt die Wirbelsäule zunehmend in eine aufgerichtete Position. Dabei ist darauf zu achten, daß sich die Bewegung nicht nur auf die Brustwirbelsäule überträgt, sondern der gesamte Rücken an der Aufrichtung beteiligt ist.
Die Kontrolle über die Lendenwirbelsäule gelingt auch im Sitz wiederum mit Hilfe der Bauchmuskulatur. In der Vorstellung, den Bauchnabel zum Rücken zu ziehen, wird das Becken aufgerichtet, bis die Lendenwirbelsäule gerade eingestellt ist. Dies kann auch durch einen Handrücken kontrolliert werden, der direkt auf die Lendenwirbelsäule aufgelegt wird. Die Bauchmuskulatur bleibt während der Übung angespannt. Sind die Ellenbogen gestreckt, wird die Halswirbelsäule ebenfalls aufgerichtet. Dazu bleibt der Blick nach vorne gerichtet, und man stellt sich vor, den Nacken zu straffen. Ein anderes Bewegungsbild kann durch die Vorstellung geschaffen werden, ein Buch auf dem Kopf zur Decke zu schieben. Hilfreich ist auch der Vergleich mit einer Marionette, deren Kopf an einem Faden nach oben gezogen wird. Die Halswirbelsäule sollte keinesfalls überstreckt werden, was geschieht,

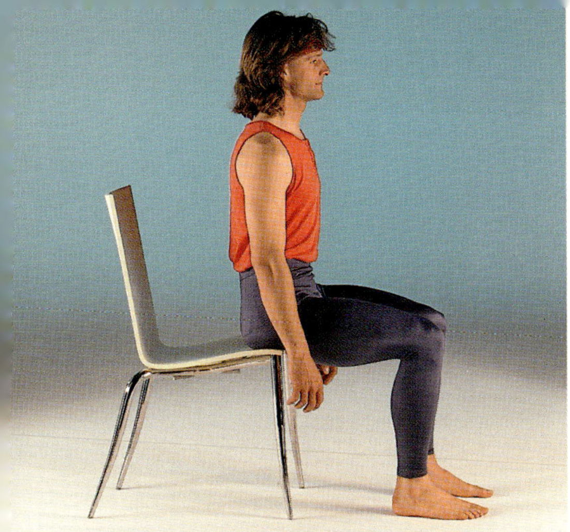

b. 128

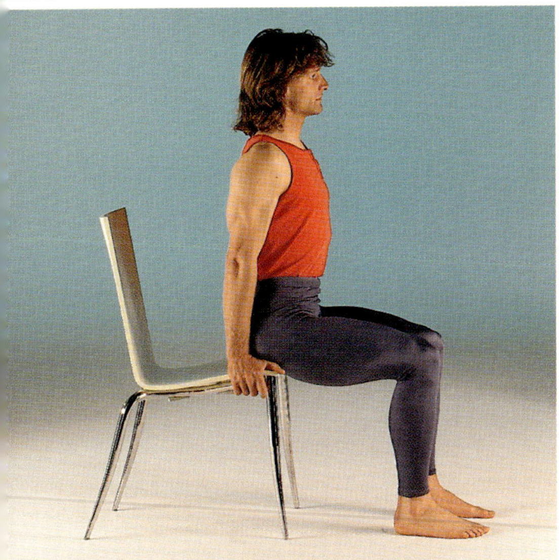

b. 129

Abb. 130

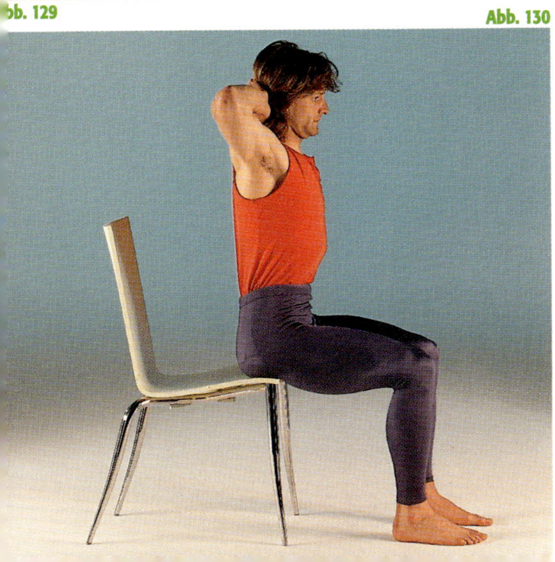

wenn der Kopf in den Nacken genommen wird.
Die so in der Endposition erreichte Stabilisation wird langsam wieder aufgelöst, bis noch genügend Spannung für einen aufrechten Sitz vorhanden ist. Dieser Wechsel zwischen starker Anspannung und eher entspannter, aber dennoch aufrechter Sitzhaltung sollte gerade bei sitzender Tätigkeit als aktive Pause immer wieder eingefügt werden. Der Druck der Fäuste gegen die Sitzfläche kann dabei so weit gesteigert werden, daß das Gesäß entlastet wird.

Variation

Die Übung kann folgendermaßen erweitert werden: In der Endposition bleibt die Anspannung aufrecht erhalten, während sich die stützenden Hände von der Sitzfläche lösen. Die Arme werden bei maximal gebeugten Ellenbogen, die nach außen zeigen, auf Schulterhöhe angehoben. Die Hände befinden sich dicht an den Ohren.
Die Arme werden nach hinten zum Rücken und zugleich etwas nach oben gezogen. Das im Schulterbereich entstehende Spannungsgefühl wird durch die Vorstellung, daß die Schulterblätter zur Wirbelsäule ziehen, verstärkt.
In dieser Endposition wird die Anspannung ebenso langsam wie zuvor aufgelöst. Dazu sinken die Ellenbogen neben dem Körper ab und werden wieder gestreckt, bis die Hände neben dem Gesäß hängen.
Der Rücken bleibt dabei gerade und der aufrechte Sitz wird mit einem Mindestmaß an Muskelspannung stabilisiert.

Abb. 128
Der Sitz auf einem Stuhl wird so eingenommen, daß der Abstand zur Stuhllehne mehr als eine Handbreit beträgt.

Abb. 129
Die Fäuste beider Hände stützen hinter dem Gesäß. Durch das Strecken der Ellenbogen wird die Aufrichtung erreicht.

Abb. 130
Im aufrechten Sitz werden die Arme bis auf Schulterhöhe angehoben. Die Arme ziehen in Richtung des Rückens.

Dehnung der Hüftbeuge- und Wadenmuskulatur

Im Sitz auf einem Stuhl verändert man die Sitzposition so, daß nur noch eine Gesäßhälfte Kontakt mit dem Stuhl hat. Der gleichseitige Fuß ist vor dem Stuhl aufgesetzt. Das andere Bein wird neben dem Stuhl nach hinten geführt.
Der Fuß ist mit den Zehenspitzen aufgestellt. Der Oberkörper wird nach vorne genommen. Die Hände sind auf dem Oberschenkel des vorderen Beines aufgestützt.
Mit dem Schub der Ferse gegen den Boden wird die Dehnung eingeleitet.
In der Endposition sind das Knie- und das Hüftgelenk so weit wie möglich gestreckt.
Mit zunehmender Hüftgelenkstreckung ist wiederum eine beginnende Beckenkippung und eine Verlagerung der Lendenwirbelsäule in Richtung der Hohlkreuzstellung zu spüren. Diese muß mit Hilfe der Bauchmuskelspannung kontrolliert werden (siehe »Übungen im Sitz auf einem Stuhl« S. 68).

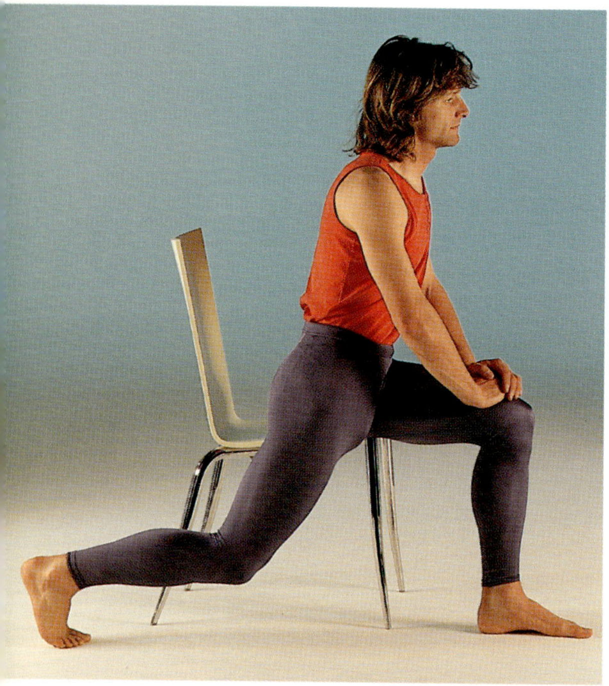

Abb. 131
Im Sitz auf einem Stuhl hat nur noch eine Gesäßhälfte Kontakt zur Sitzfläche. Das freie Bein wird neben dem Stuhl nach hinten gestreckt und mit den Zehenspitzen aufgestellt.

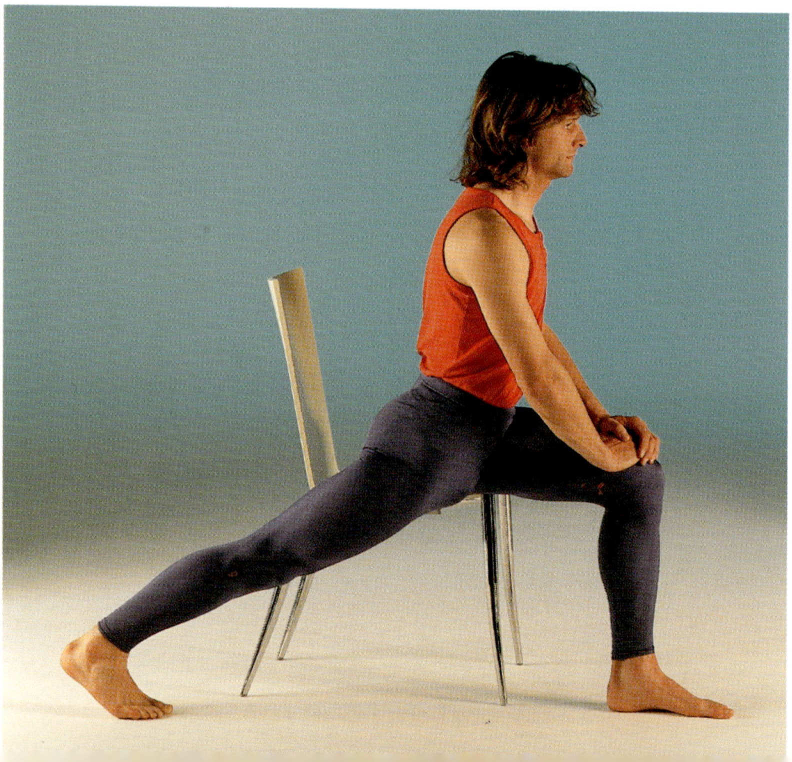

Abb. 132
Der Oberkörper wird etwas nach vorne genommen und mit den Händen gegen den Oberschenkel des vorderen Beines abgestützt. Bei gleichzeitiger Hüft- und Kniegelenkstreckung wird die Ferse gegen den Boden gedrückt.

Aufrichtung der Wirbelsäule aus entspannter Ausgangsposition

Auf einem Stuhl setzt man sich so weit wie möglich an den vorderen Rand der Sitzfläche. Die Füße sind etwas mehr als hüftbreit aufgesetzt, die Fußsohlen dabei gleichmäßig belastet. Der Oberkörper wird nach vorne geneigt und auf die Oberschenkel abgelegt.
Die Arme hängen außen neben den Unterschenkeln zum Boden. Der Blick ist zu den Füßen gerichtet. Die Rückenmuskulatur ist in dieser Position entspannt, da der Oberkörper vollständig abgestützt ist.
Die Aufrichtung beginnt, indem erst der Nacken und dann der Kopf etwas angehoben wird. Der Schultergürtel löst sich so weit von den Oberschenkeln, bis die Arme zwischen die Beine genommen werden können. Die Fäuste beider Hände stützen gegen den Boden und die Ellenbogen werden gestreckt. Dadurch ergibt sich zwischen den Oberschenkeln und dem Rumpf genügend Raum, um die Arme mit den Ellenbogen voran über die Kniegelenke zu führen.
Die Hände werden auf die Kniegelenke gelegt, wobei die Fingerspitzen zueinander zeigen. Während der Oberkörper abgestützt wird, läßt man die Brustwirbelsäule einige Zentimeter in Richtung Boden absinken.
Der Schultergürtel bleibt bei dieser Bewegung auf gleicher Höhe, wodurch ein leichtes Spannungsgefühl zwischen den Schulterblättern entstehen kann.
Der Rücken sollte in dieser Zwischenposition gerade eingestellt sein. Die weitere Aufrichtung erfolgt nur über die Hüftgelenke durch das Strecken der Ellenbogen. In der erreichten Endposition bleibt der Oberkörper durch die Hände auf den Kniegelenken weiter abgestützt. Nun kann zusätzlich die Halswirbelsäule aufgerichtet werden, indem man sich vorstellt, den Nacken zu straffen (siehe »Übungen im Sitz auf einem Stuhl« S. 68). Der Kopf wird dabei auf der geraden Verlängerung der Wirbelsäule aus dem Schultergürtel gehoben.

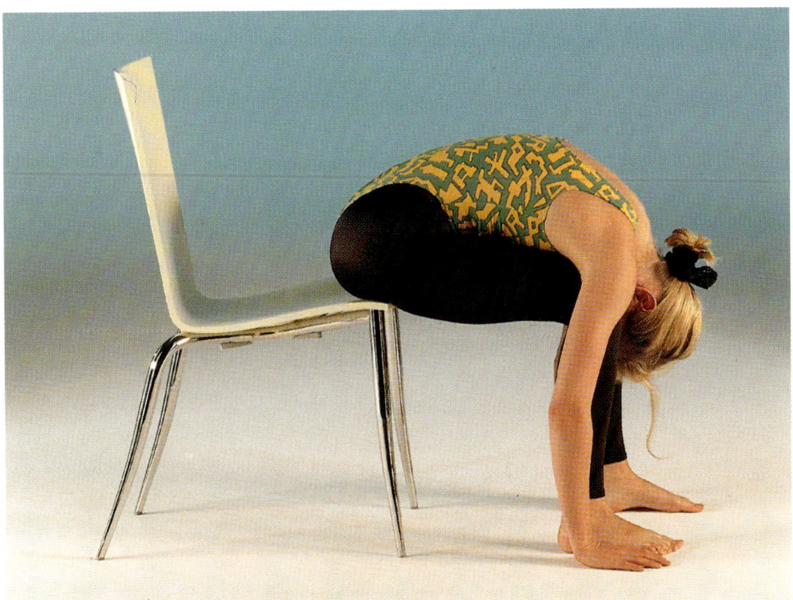

Abb. 133
Im Sitz an der vorderen Stuhlkante sind die Füße etwas mehr als hüftbreit aufgesetzt. Der Oberkörper wird auf die Oberschenkel abgelegt, die Arme hängen neben den Unterschenkeln. Der Blick ist zu den Füßen gerichtet.

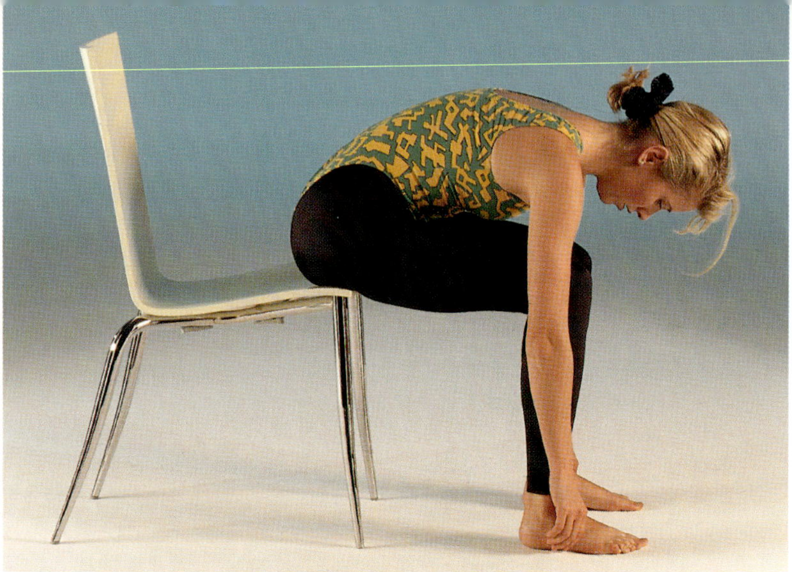

Abb. 134
Nacken, Kopf und Schultergürtel werden etwas gehoben, so daß beide Arme zwischen die Beine genommen werden können. Die Fäuste beider Hände stützen gegen den Boden, die Ellenbogen werden gestreckt.

Abb. 135
Zwischen den Oberschenkeln und dem Oberkörper werden die Arme hindurchgeführt, bis die Hände auf die Kniegelenke gestützt werden können. Die Fingerspitzen zeigen dabei zueinander. Die Brustwirbelsäule sinkt etwas zum Boden ab, wobei der Schultergürtel auf der gleichen Höhe bleibt.

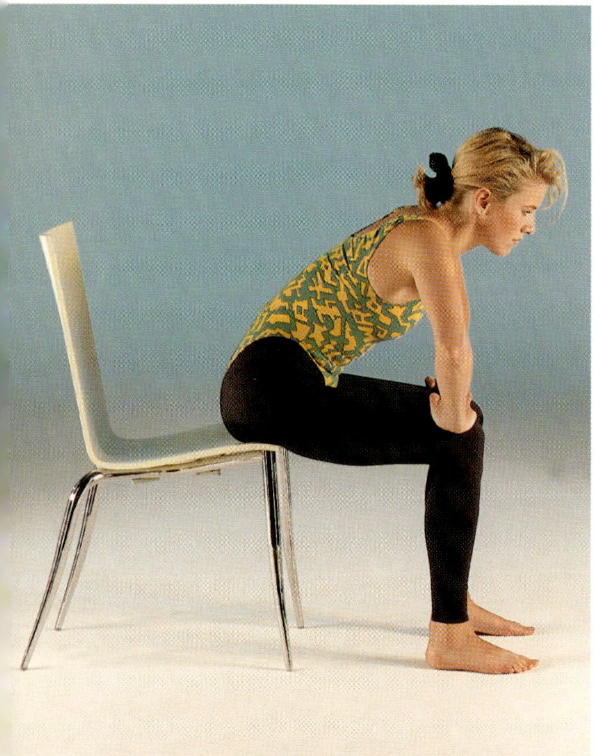

Abb. 136
Der Oberkörper wird durch das Strecken der Ellenbogengelenke weiter aufgerichtet. Die Bewegung erfolgt über die Hüftgelenke und nicht über die Wirbelsäule. Zusätzlich kann die Halswirbelsäule aufgerichtet werden.

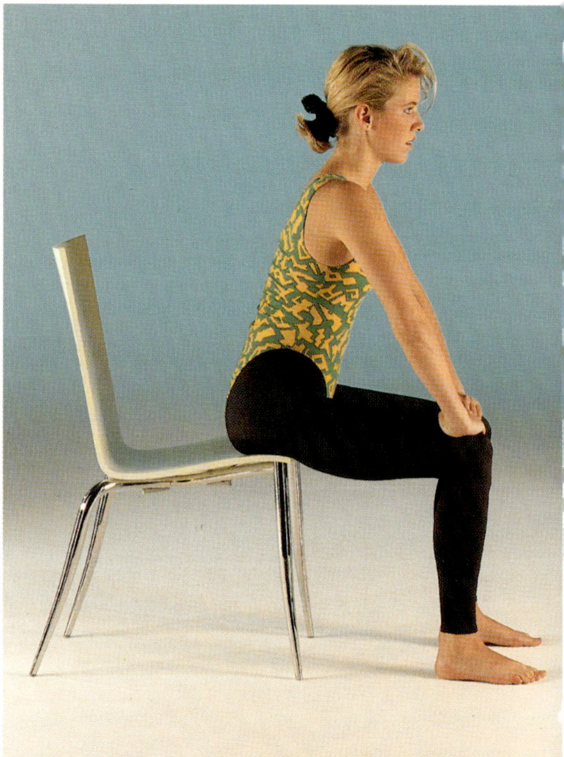

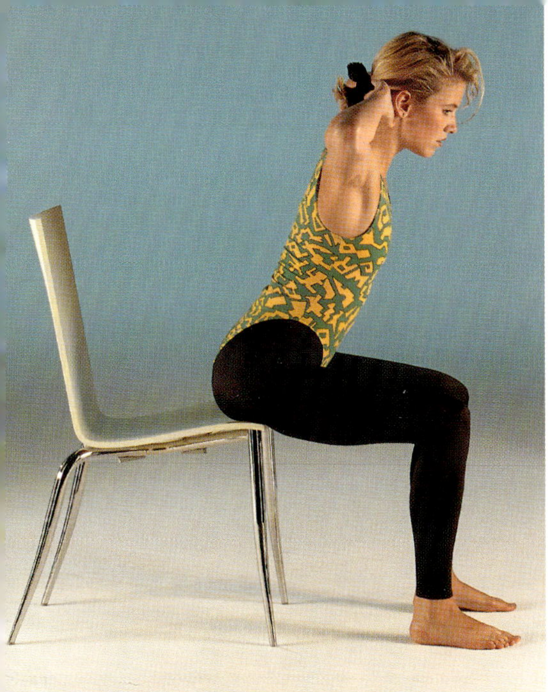

ɔb. 137
ı Sitz an der vor-
ɘren Stuhlkante
ɴd die Füße etwas
ehr als hüftbreit
ıfgesetzt. Die
ände werden im
acken verschränkt,
eichzeitig die
auchmuskeln an-
ɘspannt.

Aufrichtung der Wirbelsäule – Stabilisation des Schultergürtels

In der Ausgangsposition wird wiederum der Sitz an der vorderen Stuhlkante eingenommen. Die Füße sind mehr als hüftbreit aufgestellt.

Die Hände werden im Nacken verschränkt, dabei halten die Bauchmuskeln das Becken in der Aufrichtung und verhindern somit eine Ausweichbewegung der Lendenwirbelsäule (siehe »Übungen im Sitz auf einem Stuhl«, S. 68). Der Oberkörper wird etwas nach vorne geneigt, während die Ellenbogen in die Gegenrichtung rückenwärts ziehen.

Die Anspannung kann nochmals durch die Vorstellung, daß die Schulterblätter zur Wirbelsäule ziehen, verstärkt werden. Gelingt es nach einiger Zeit, die in der Endposition erreichte Aufrichtung auch ohne den Zug der Ellenbogen zu halten, kann die Übung folgendermaßen variiert werden.

Variation

Der Rücken bleibt stabilisiert, während die Arme über dem Kopf auf der gedachten Verlängerung der Wirbelsäule ausgestreckt sind. Die Fingerspitzen führen die Bewegung an, wobei die Arme aus den Schultergelenken nach oben geschoben werden.

Ähnlich wie bei »Übungen im Stand« (siehe S. 61) kann die Vorstellung, einen großen Ball von sich zu schieben, hilfreich sein.

Die Anspannung wird auch hier nicht plötzlich gelöst, sondern langsam und bewußt verfolgt.

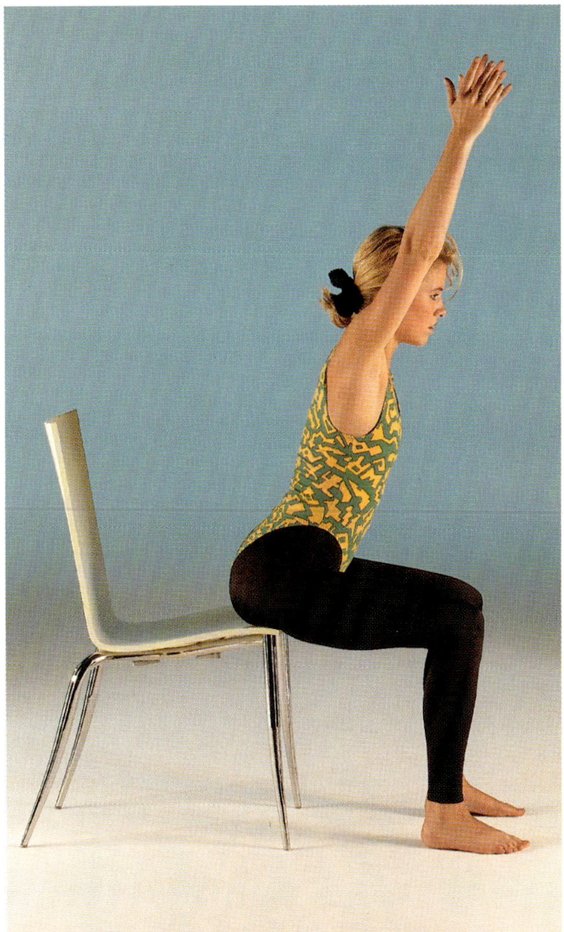

Abb. 138
Die gestreckten Arme werden über Kopf auf der gedachten Verlängerung der Wirbelsäule bei gleichzeitiger Bauchmuskelspannung ausgestreckt.

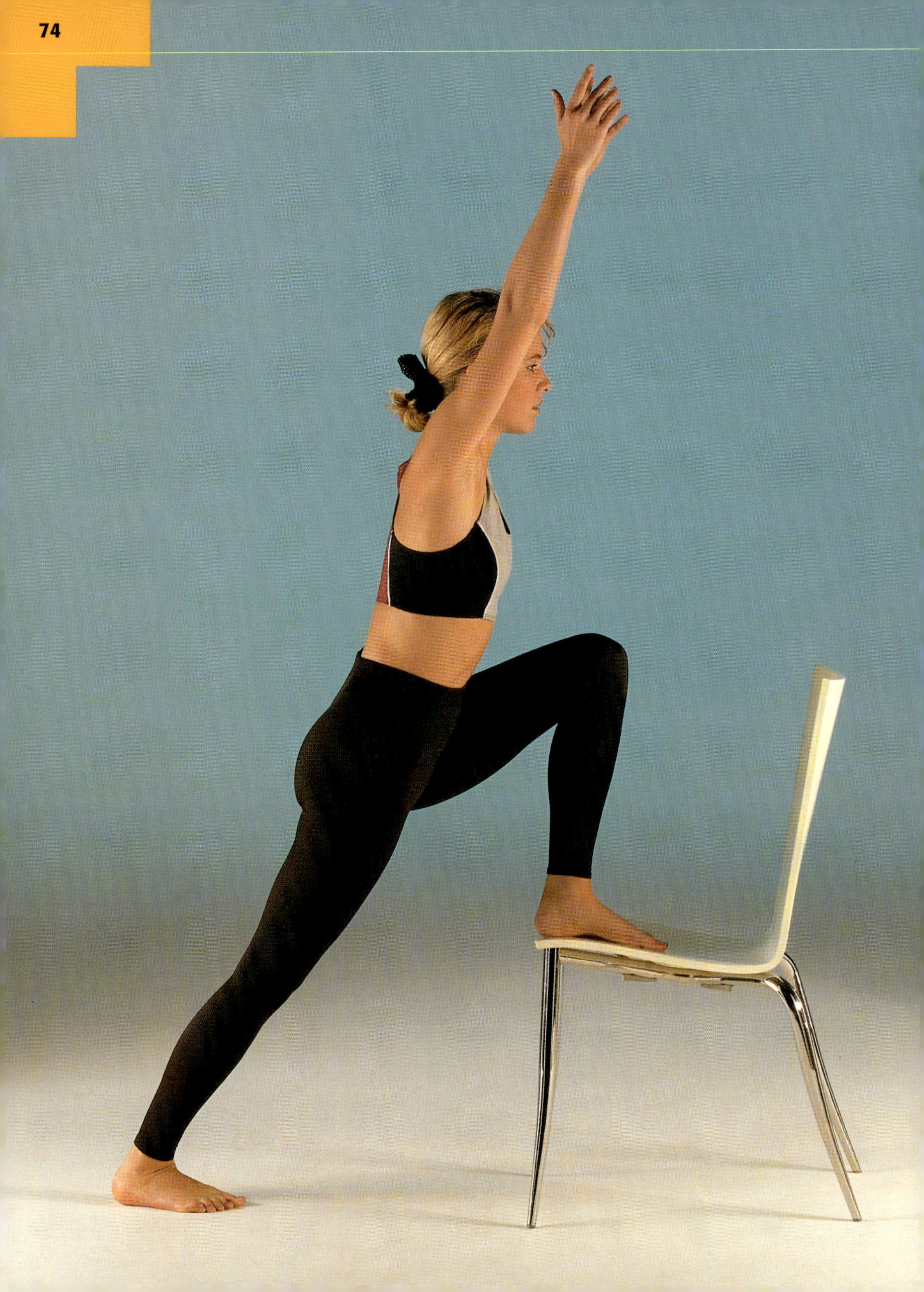

Ausgewählte Übungsprogramme

Im folgenden werden zwei Übungsprogramme dargestellt, deren einzelne Übungen in ihrer Wirkung aufeinander abgestimmt sind. Berücksichtigt sind dabei die im Hauptteil des Buches vorgestellten Möglichkeiten, wie man in die jeweiligen Ausgangspositionen gelangen kann. Die Übungsfolge für »Beginner« fängt im aufrechten Stand an und endet auch wieder dort.
Die »Geübten« fangen ebenfalls im Stand an und benötigen am Schluß als Hilfsmittel einen Stuhl. Beide Zusammenstellungen sind nur als Vorschläge zu verstehen und können jederzeit verändert beziehungsweise ergänzt werden. Dabei sollte jeder sein Übungsprogramm finden und dies als möglichst häufige Gewohnheit auch anwenden. Wichtig erscheint an dieser Stelle nochmals der Hinweis, daß alle zur Anwendung kommenden Übungen den beschriebenen Kriterien der Funktionalität genügen müssen. Der zu erwartende Übungserfolg kann sich nur einstellen, wenn sowohl die Dehn- als auch die Kräftigungsübungen die Funktionen des Bewegungsapparates berücksichtigen (siehe S. 9).

Übungsfolge für Beginner

Dieses Programm wendet sich an diejenigen, die noch wenig Erfahrung im Umgang mit derartigen Übungen haben. Es ist ratsam, die Übungen erst einzeln auszuprobieren, bevor man sie aneinanderreiht. Nach einiger Übungserfahrung können in jeder Ausgangsposition noch andere Übungen hinzugenommen oder die vorgeschlagenen öfters wiederholt werden. Sollen einzelne Übungen ausgetauscht werden, ist darauf zu achten, daß Dehnübungen durch andere Dehnpositionen und Kräftigungsübungen durch andere Stabilisationsformen ersetzt werden. Die Übungsfolge für Geübte bietet sich an dieser Stelle ebenfalls an; sie sollte aber erst begonnen werden, wenn man die einfacheren Übungen gut beherrscht.

Übungsfolge für Geübte

Als Geübte werden in diesem Zusammenhang diejenigen angesehen, die bereits Erfahrung mit den vorgeschlagenen oder vergleichbaren Übungen haben. Das Programm beinhaltet aus diesem Grund nicht nur die erschwerten Ausführungsvarianten, sondern auch anspruchsvollere Bewegungsabläufe.
Wie bei der Übungsfolge für Beginner sollten die Übungen erst einzeln probiert und dann zusammengefügt werden. Der Austausch oder die Erweiterung einzelner Übungen ist ebenfalls möglich, sollte aber nach den oben genannten Kriterien geschehen.
Ziel ist, eine Übungsfolge zu finden, die sicher beherrscht wird und zu einer spürbaren Belastung führt. Dabei ist es nicht wichtig, möglichst viele Übungen einzubauen, sondern eher wenige, dafür aber effektive. Diese sollten dann möglichst regelmäßig durchgeführt werden. Die verschiedenen Wechsel in die Ausgangspositionen gehören zu den Übungsfolgen wie die einzelnen Übungen selbst. Sie sollten aus diesem Grund genauso sorgfältig ausgeführt werden.

Übungsfolge
für Beginner

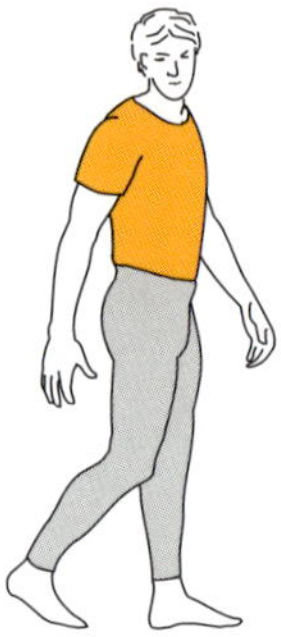
Abb. 24

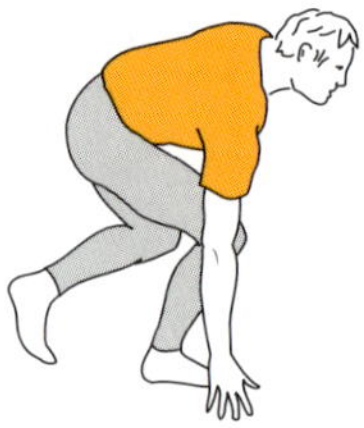
Abb. 25

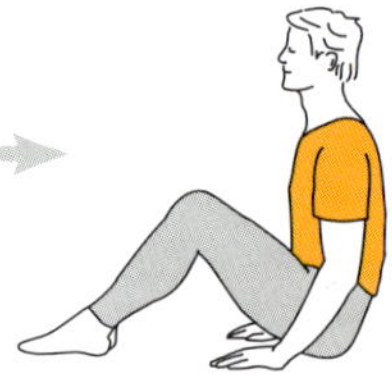
Abb. 28

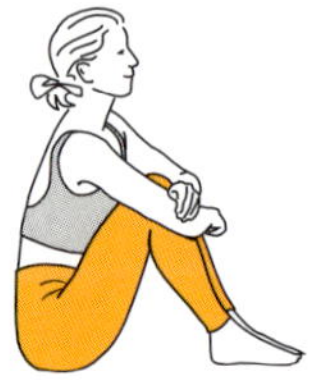
Abb. 60

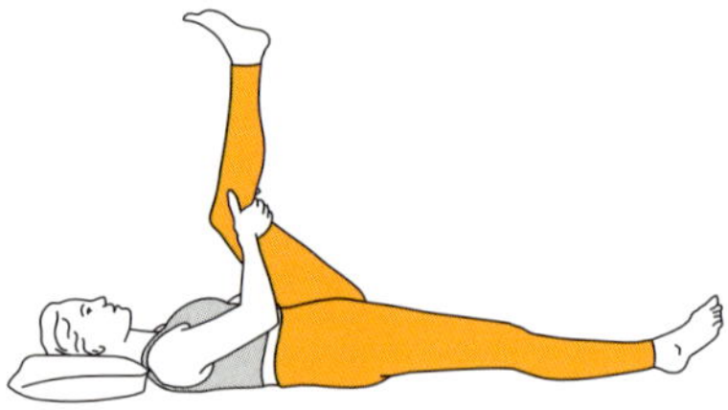
Abb. 10

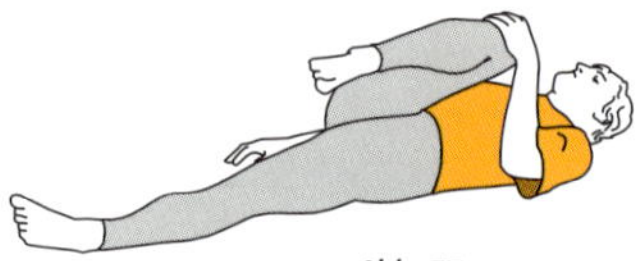
Abb. 77

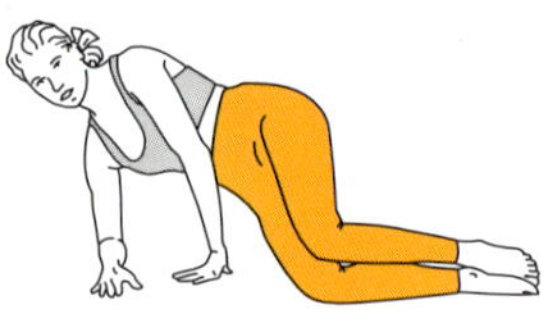
Abb. 97

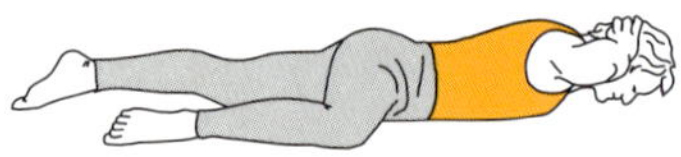
Abb. 104

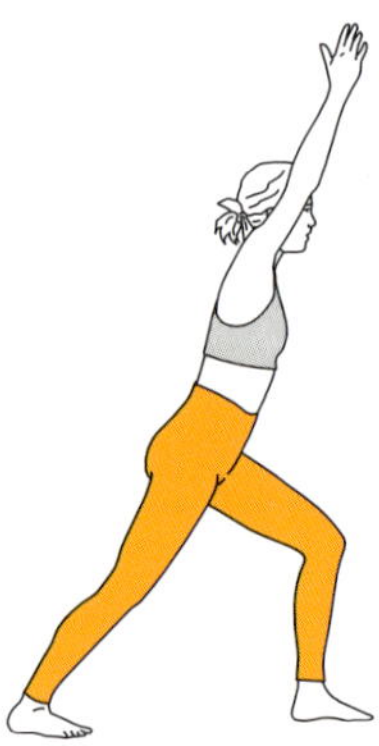
Abb. 126

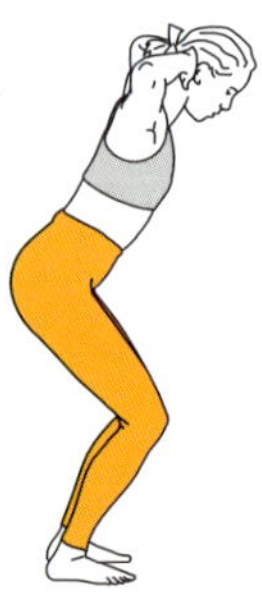
Abb. 116

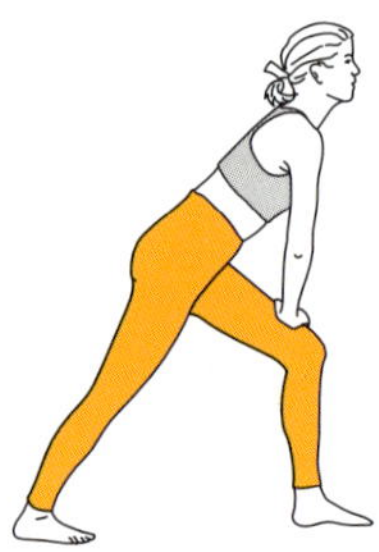
Abb. 125

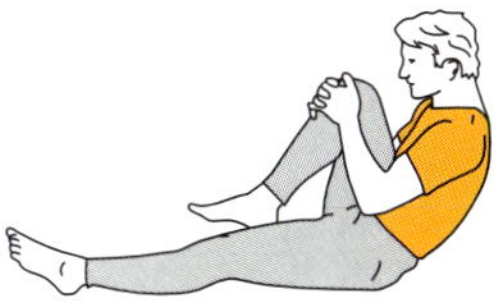

Abb. 30

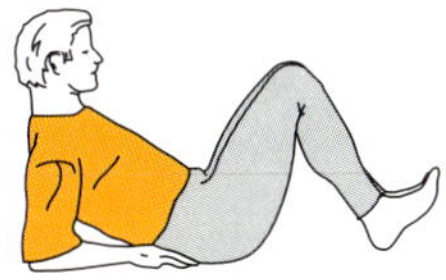

Abb. 67

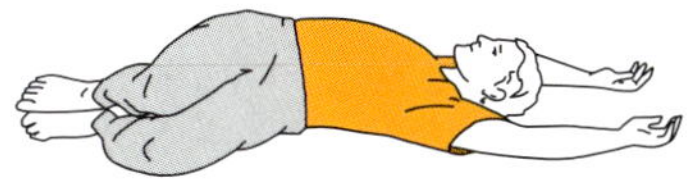

Abb. 74

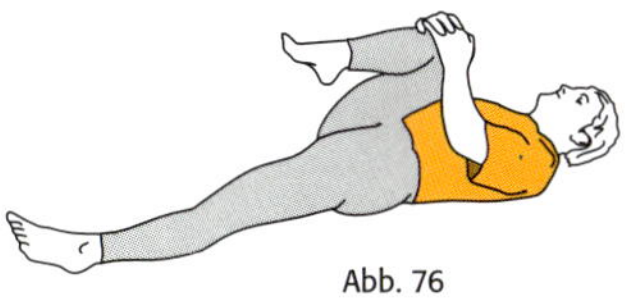

Abb. 76

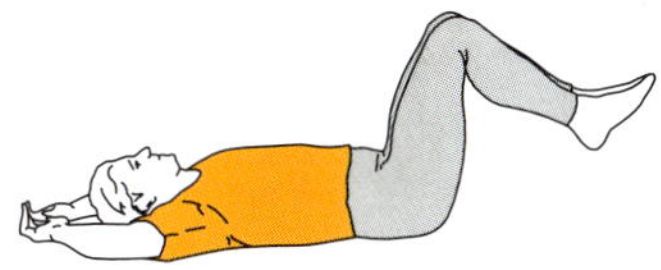

Abb. 64

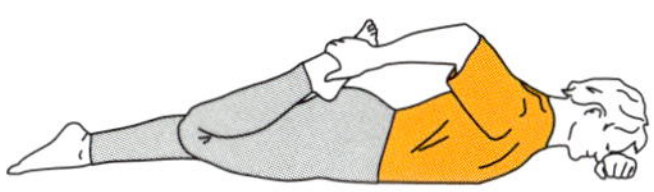

Abb. 100

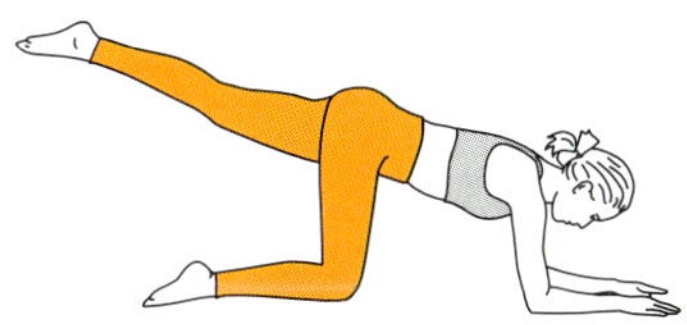

Abb. 112

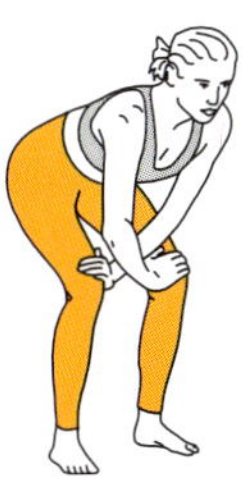

Abb. 120

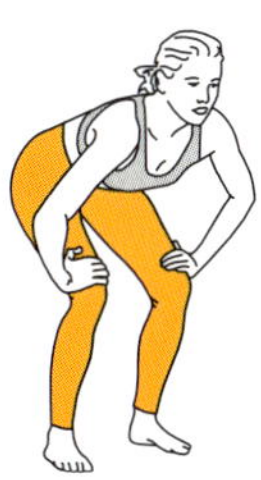

Abb. 119

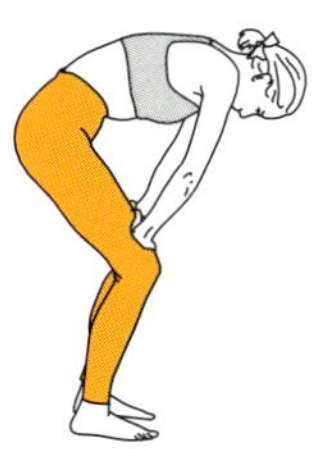

Abb. 118

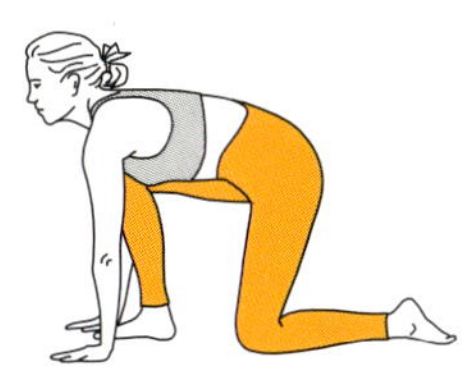

Abb. 45

Übungsfolge
für Geübte

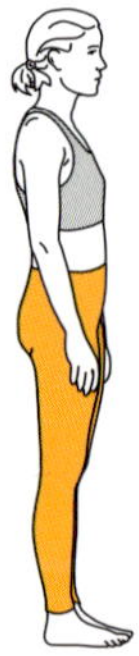
Abb. 15

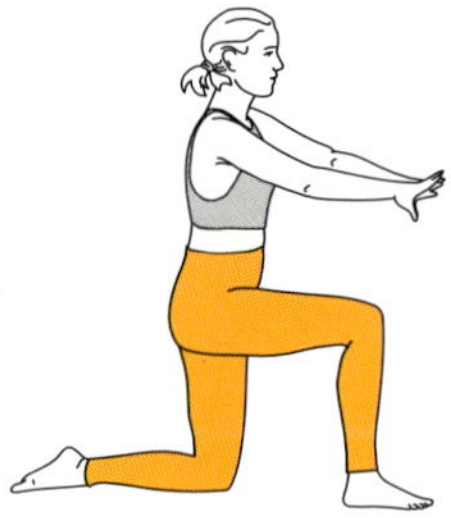
Abb. 17

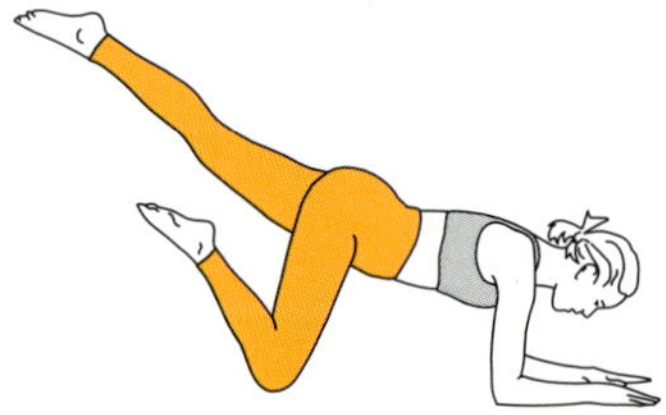
Abb. 113

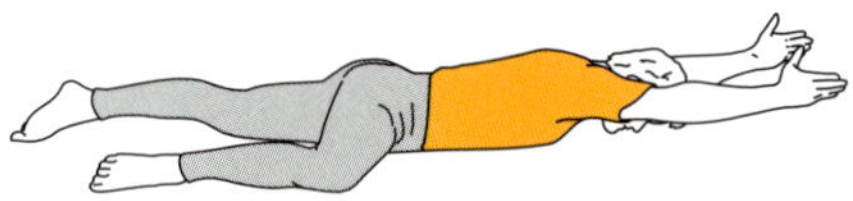
Abb. 105

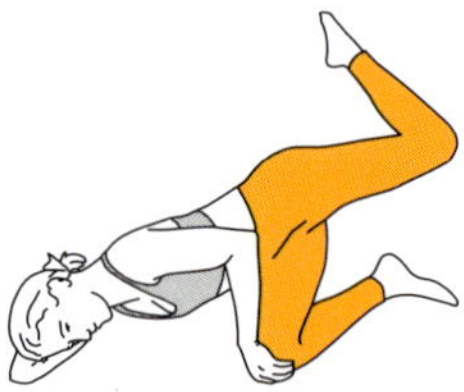
Abb. 95

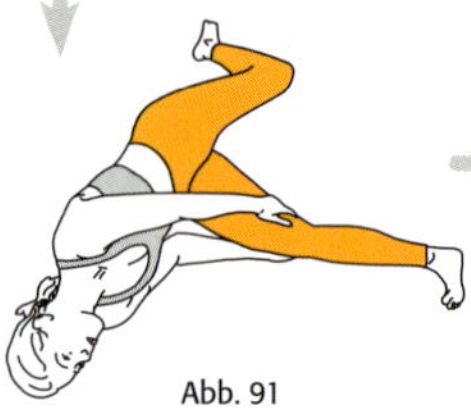
Abb. 91

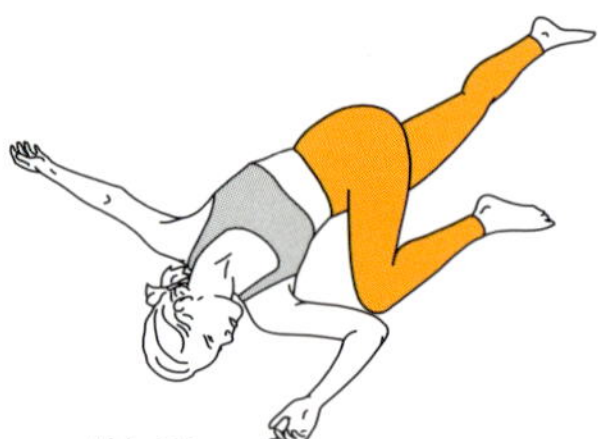
Abb. 83

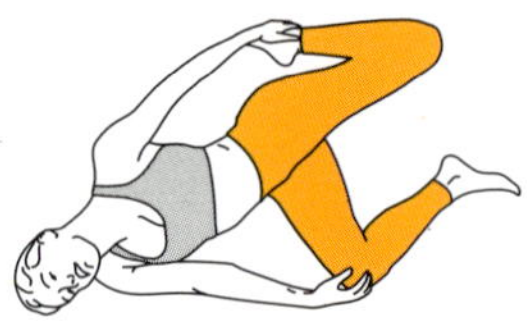
Abb. 93

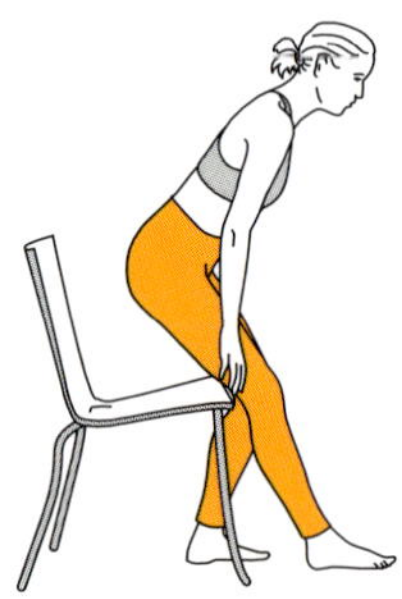
Abb. 49

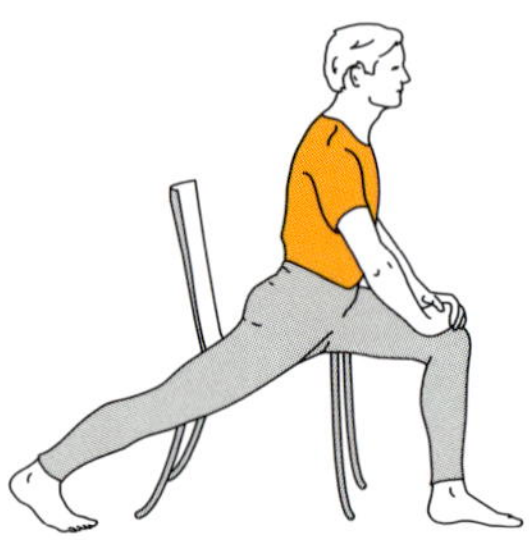
Abb. 132

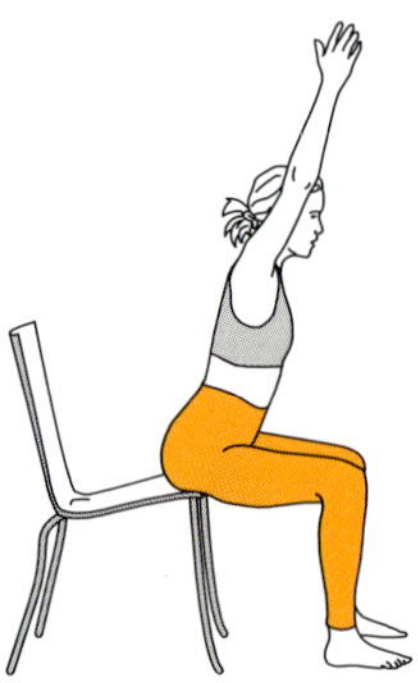
Abb. 138

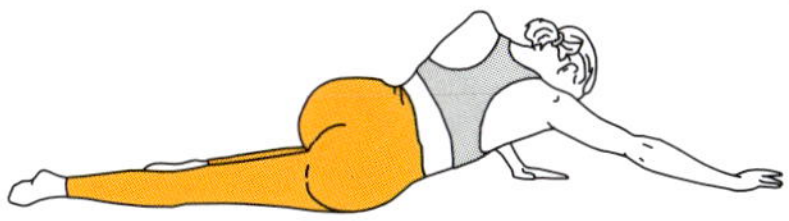

Abb. 20

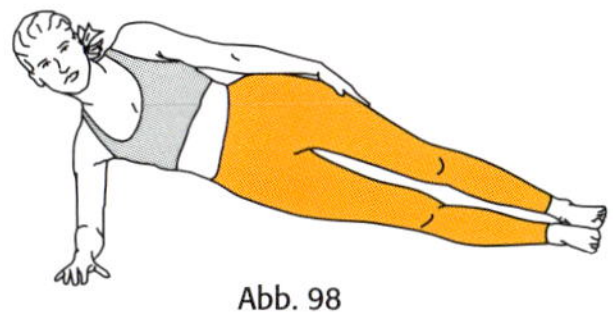

Abb. 98

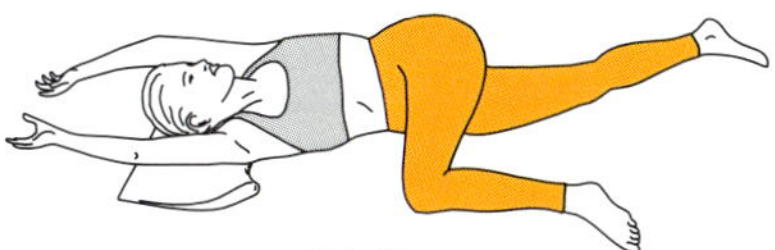

Abb. 81

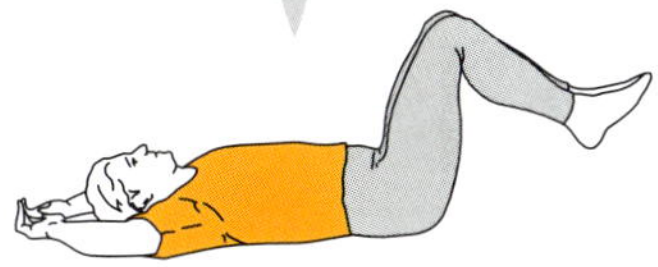

Abb. 64

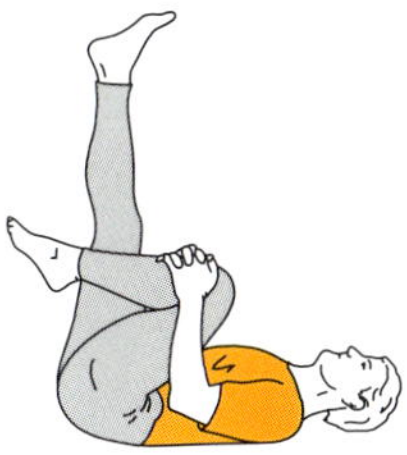

Abb. 37

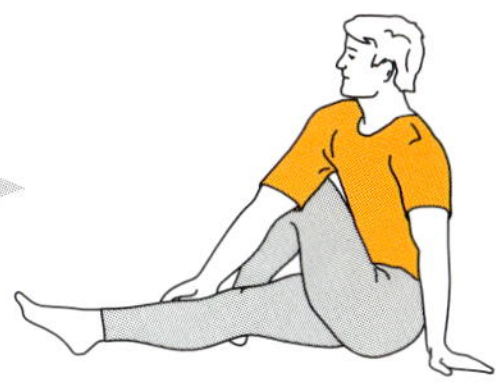

Abb. 110

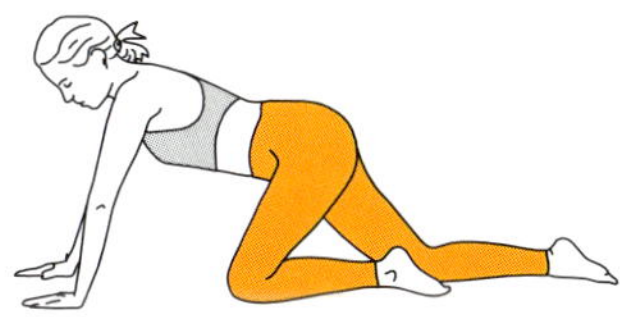

Abb. 43

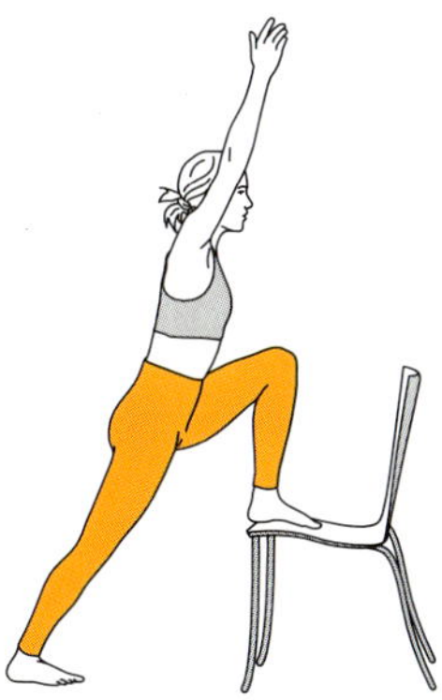

Abb. 127

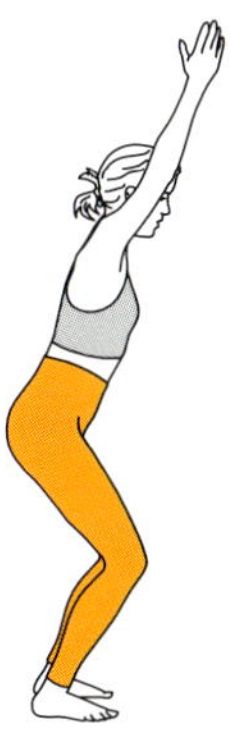

Abb. 114

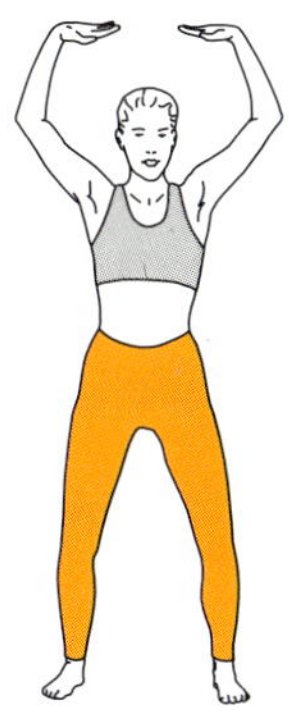

Abb. 123

Damit Sie in Bestform kommen

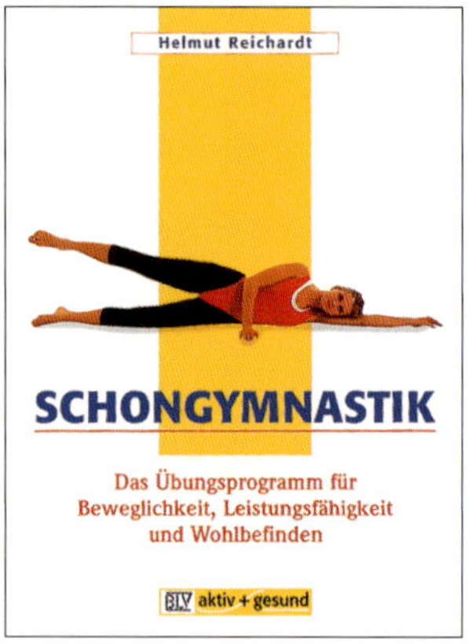

Helmut Reichardt
Schongymnastik
Das Übungsprogramm für Beweglichkeit, Leistungsfähigkeit und Wohlbefinden
Übungsvorschläge und Trainingsprogramme für eine funktionelle Gymnastik, die Gelenke, Bänder und Muskeln schont; Linderung von Alltagsbeschwerden, Vorbeugung einseitiger Belastungen im Leistungssport.

Helmut Reichardt
Das ist Schongymnastik
Der gesunde Weg zu Beweglichkeit und Wohlbefinden
Funktionelle Gymnastik, die auf schonende Weise Kraft und Beweglichkeit verbessert: ausführliche Darstellung der Grundlagen, großes Übungsangebot mit vielen Fotos.

Helmut Reichardt
Die BLV Rückenschule
Entspannen · Kräftigen · Dehnen
Rückenschmerzen wirkungsvoll vorbeugen und beheben: schonende, funktionelle Dehn- und Kräftigungsübungen gegen Wirbelsäulenbeschwerden und zur Entspannung von Körper und Psyche.

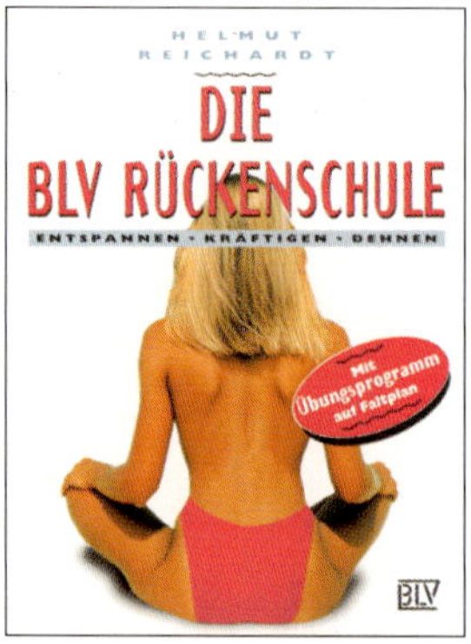

Dr. med. Thomas Wessinghage
Laufen
Der Ratgeber für Ausrüstung, Technik, Training, Ernährung und Laufmedizin
Einzigartige kompetente Information vom mehrfachen Deutschen Meister Thomas Wessinghage: alle Aspekte der Sportart sowie Erfahrungen aus langjähriger Wettkampfpraxis und als Sportmediziner.

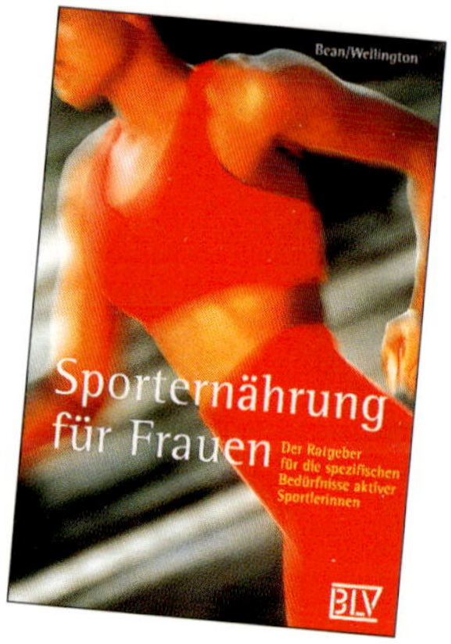

Anita Bean/Peggy Wellington
Sporternährung für Frauen
Der Ratgeber für die spezifischen Bedürfnisse aktiver Sportlerinnen
Nährstoffbedarf, der weibliche Zyklus, Osteoporose, Ernährung beim Mannschaftssport, Gewichtskontrolle, Strategien zum Abnehmen, Körperbild und Eßstörungen, Wettkampfvorbereitung, Tagespläne und Rezepte für Snacks usw.

Urs Gerig
Richtig Walking
Wirkung des schnellen Gehens, Ausrüstung, Walking-Technik, Training, Anwendung, Einsatzmöglichkeiten, Heilung durch Bewegung, gesundheitsorientierter Lebensstil, Aufbau eines Walking-Treffs.

Im BLV Verlag finden Sie Bücher zu folgenden Themen: Garten und Zimmerpflanzen • Edition Galleria • Natur • Heimtiere • Jagd • Angeln • Pferde und Reiten • Sport und Fitneß • Tauchen • Reise • Wandern, Alpinismus, Abenteuer • Essen und Trinken • Gesundheit und Wohlbefinden

Wenn Sie ausführliche Informationen wünschen, schreiben Sie bitte an:
BLV Verlagsgesellschaft mbH • Postfach 400320 • 80703 München
Telefon 089/12705-0 • Telefax 089/12705-543